李海松

男科指掌

主编　郑入文　王彬

U0335729

·北　京·

中国中医药出版社

图书在版编目（CIP）数据

李海松男科指掌 / 郑入文，王彬主编 .—北京：中国中医药出版社，2020.10
ISBN 978 – 7 – 5132 – 6136 – 4

Ⅰ.①李… Ⅱ.①郑…②王… Ⅲ.①中医男科学—中医临床—经验—中国—现代
Ⅳ.① R277.57

中国版本图书馆 CIP 数据核字（2020）第 028140 号

中国中医药出版社出版
北京经济技术开发区科创十三街 31 号院二区 8 号楼
邮政编码　100176
传真　010-64405750
三河市同力彩印有限公司印刷
各地新华书店经销

开本 710×1000　1/16　印张 11.75　字数 172 千字
2020 年 10 月第 1 版　2020 年 10 月第 1 次印刷
书号　ISBN 978 – 7 – 5132 – 6136 – 4

定价　58.00 元
网址　www.cptcm.com

社 长 热 线　010-64405720
购 书 热 线　010-89535836
维 权 打 假　010-64405753

微信服务号　zgzyycbs
微商城网址　https://kdt.im/LIdUGr
官 方 微 博　http://e.weibo.com/cptcm
天猫旗舰店网址　https://zgzyycbs.tmall.com

如有印装质量问题请与本社出版部联系（010-64405510）

《李海松男科指掌》
编委会

主　审	李海松				
主　编	郑入文	王　彬			
编　委	代恒恒	莫旭威	韩　亮	马健雄
	赵　冰	杨　杰	王景尚	马凤富
	王继升	李　霄	党　进	孙　松
	陈望强	鲍丙豪	任　毅	苏诗雨
	毛鹏鸣	杨　勇	吕安强	

李海松简介

李海松，医学博士，主任医师，教授，博士研究生导师。国家中医药管理局重点学科"中医男科学"学科带头人，北京中医药大学东直门医院男科主任，北京中医药大学东直门医院男科研究所所长。先后毕业于河南中医学院、北京中医药大学，获硕士、博士学位。主要从事中医、中西医结合男科的临床、科研与教学工作，在男科疾病前列腺炎、男性不育症、性功能障碍、前列腺增生症、男性更年期综合征等诊疗方面有较多研究，积累了丰富的经验。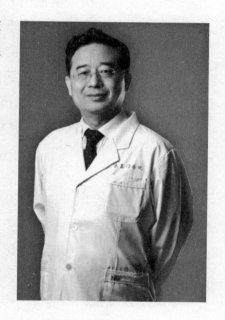

学术思想：

提出了"治疗男性不育症要微调阴阳""前列腺炎络病理论""阳痿阴茎中风学说""治疗阳痿宜补肾、疏肝、活血并用""早泄的鸡尾酒疗法"等学术观点。

学术专长：

擅以中医及中西医结合方法诊治各种原因导致的男性不育症、前列腺增生症、慢性前列腺炎、慢性盆底疼痛综合征、男性泌尿生殖系统感染与性传播性疾病、性功能障碍等，尤擅治疗男科疾病伴随焦虑、抑郁状态的患者。

科研工作：

承担 973 国家重点基础研究发展计划课题"基于男性不育症的'肾

藏精'基础理论研究"，"十一五"国家科技支撑计划课题"慢性非细菌性前列腺炎中药外治方案示范研究"，国家自然科学基金课题"左归丸对生精障碍大鼠睾丸 SCF/c-kit 系统、附睾肉碱、血清 InhB 的调控作用研究"与"基于 SCF/c-kit-PI3K——Bcl$_2$ 通路探讨补肾生精药对'菟丝子－枸杞子'调控生精细胞增殖凋亡的作用机制"，北京市自然基金课题"温肾填精法对生精细胞损伤大鼠肉毒碱及 InhB 含量的影响"等 10 余项课题。近年来在核心期刊发表了学术论文 100 余篇，其中 SCI 论文 10 余篇。"活血通络法治疗慢性前列腺炎的研究"获北京医学科技奖三等奖、中华中医药学会科学技术奖三等奖，"补肾生精丸治疗男性不育症的临床和实验研究"获中华中医药学会科学技术奖二等奖。主编或参与编写《新编实用中医男科学》《男科诊疗常规》《中医男科学》等医学著作及教材 12 部。

学会任职：

中国中药协会男科药物研究专业委员会主任委员

北京中医药学会男科专业委员会主任委员

中华中医药学会男科分会副主任委员

中国医师协会中西医结合男科专家委员会副主任委员

妇幼健康研究会妇幼中医药发展专业委员会副主任委员

海峡两岸医药卫生交流协会不孕不育专业委员会副主任委员

内容提要

　　本书为李海松教授男科临床经验之总结。书中将理论与临床相结合，分别阐述了李海松教授"基于微调阴阳治疗男性不育症""基于络病，从瘀论治前列腺炎""基于中风，从瘀论治阳痿"等学术观点，还有"阴茎中风学说"等创新性学术观点。书末还附有李海松教授常用效验方药，可兹临床借鉴应用。本书理论与实践并重，叙述严谨，内容丰富，既体现了中医理法方药的严谨，也体现了中医药与西医药的结合，对于中医临床工作者来说，可谓一部实用性极强的参考书。

前　言

在跟随李海松教授学习的过程中，常常被他的博学与风趣吸引着，转眼间跟师李海松教授已有 5 年余，先生的言传身教总让我们做学生的如沐春风。李海松教授倡导中西医融合，用中医的理论认识、运用西药，用西医的理论突破创新，临床效果往往优于单纯的中医治疗或单纯的西医治疗。慕名来求诊者大都是来自全国各地和海外的疑难病症患者，他们中的很多人都在辗转求医的过程中遭遇过许多挫折，李海松教授接诊时总是充满了耐心和智慧，让患者感受到医者温暖的同时更看到了柳暗花明的希望。他帮助无数的患者解决了多年的病痛，在患者及业界同行间声誉卓著，"衷中参西巧辨证，身心同治除男疾"，便是对李海松教授诊疗特点的最好诠释。李海松教授告诉我们要在学习和生活中做到"三通、四像、五气、六会"。"三通"即"医理通、文理通、哲理通"；"四像"即"像科学家一样严谨，像哲学家一样思辨，像政治家一样敏锐，像艺术家一样浪漫"；"五气"即"正气、大气、朝气、灵气、书卷气"；"六会"即"会做人，会写标书，会做课题，会搞实验，会写文章，会演讲表达"。

每聆教诲，常常使我们对某个难题的思考茅塞顿开，一路学习下来更深感做人、做事、做医等方面的进步。所以，弟子们感觉非常有责任把李海松教授的学术思想与经验加以总结、继承并传播开来，与从事中医学、男科学工作者做一分享与探讨。

本书是在李海松教授的指导审阅下，集合师门之力对跟师记录进行梳理、总结，秉承如下撰写原则。

1. 务求突出李海松教授的学术理论与临证经验。

2. 避免写成教材样体例。

3. 内容精简，不求字数繁多，其他书籍已有的概念性论述不做重复。

4. 突出干货，减少修饰与铺垫，节约临床工作者阅读的时间，使读者将更多精力用于思考与讨论。

5. 本书除了文字记录外，还收集整理了李海松教授部分带教或讲课音频，以方便读者收听，可以说本书既具有学术价值，又有收藏价值。

本书从编写筹备到出版得到了许多老师及同道的支持与帮助，使本书能够声文并貌地展现给大家，特此致以衷心的感谢。同时特别感谢中央高校北京中医药大学基本科研业务费专项（编号 2017-JYB-JS-112）与北京中医药大学东方医院"1166"人才项目的支持。

由于我们水平有限，书中如有不足之处，恳请广大读者提出宝贵意见，以便再版时修订提高。如对书中的某些理论与观点有异议，欢迎读者与我们交流探讨。以便于我们在中医男科学大道上更进一步。

编者

2020 年 1 月

目　录

目
录

1

第一章 男科理论撷要

同任何一门临床科室一样，中医男科同样着眼于临床疗效的提高，致力于改善患者的生理、病理和心理状况。李海松教授从医 40 余年，积累了丰富的临床经验，兹就其有关中医男科的一些重要观点和理论，以及对临床若干问题的思考论述如下，供读者借鉴参考。

一、如何提高男科疾病疗效

男科疾病研究的对象主要包括男性生殖系统疾病、男性性功能障碍、性传播疾病等，相对于内科、外科、妇科等方面疾病而言，病种相对简单，但机制复杂。中医对于男科疾病的治疗有一定优势，但传统的中医男科学在古代并未形成较为完善的理论体系，鲜有相应专著问世，在一定程度上影响了中医男科学的发展。近年来虽然现代医学在男科相关疾病的发病机制方面做了大量的临床及实验研究，取得了一定的进展，但是缺少实质性的突破，这是男科疾病的一大共性，也是一大难点，如何提高男科疾病的疗效成为行业关注的焦点。

（一）疾病特点

1. 机制复杂，共病普遍 男科常见疾病包括前列腺炎、前列腺增生、勃起功能障碍、早泄、男性不育症等，近乎所有男科疾病都存在复杂的发病机制。

慢性前列腺炎（CP）作为男性最常见的生殖系统炎性疾病之一，约50% 的男性在其一生中的某个阶段或多或少都会受到前列腺炎的困扰，其病因及发病机制十分复杂，目前的研究不仅集中于病原体感染方面，还包括免疫异常、组织病理学改变、尿液反流、神经内分泌异常、下尿路上皮功能障碍、精神心理因素等。

早泄（PE）亦是如此，有研究表明，25%～40%的男性在一生中受到早泄的困扰。早泄是发病率最高的射精功能障碍类疾病，目前来说导致射精障碍的病理反射机制是不明确的，这其中可能存在的原因包括内分泌因素、精神心理因素、环境因素、阴茎背神经的兴奋性、多巴胺的过度活化等等，国内外学术界对此尚未达成统一的共识。

勃起功能障碍（ED）、男性不育症等男科疾病同样面临着机制研究不完全明确的问题，例如导致勃起功能障碍的原因可能是精神心理因素、神经性因素、血管性因素、内分泌因素等；而男性不育症则可能是由于性功能障碍、泌尿生殖道感染、先天性畸形、免疫性因素、内分泌紊乱、精索静脉曲张等原因导致，而临床上不明原因导致的男性不育症更为常见。

除了病理机制复杂以外，共病现象在男科疾病中也较为普遍，有资料显示，CP与PE患者中合并抑郁或者焦虑的情况较为普遍，PE的基础上合并ED的患病率约为37.13%，男性不育患者中伴随ED的发生率较正常人群偏高，精神心理障碍普遍存在。

2. 中医证候复合为主 与西医相似，在男科疾病领域，单一证候的患者较为少见，多是以复合证型或是以兼夹证的形式出现，其中男科疾病最常见的证候包括肾虚、血瘀、湿热、肝郁、气虚等。

以勃起功能障碍为例，传统中医学多将其病因归于肾虚，治疗多从补肾壮阳入手，但随着时代的发展，人们生活、工作、饮食等的改变，补肾壮阳在实际临床疗效欠佳，通过临床实践以及西医病理机制的研究，我们提出"阴茎中风"的理论，认为勃起功能障碍与血瘀密切相关，同时可兼夹出现肾虚、湿热、肝郁、气虚等。痰、瘀、虚、湿、滞等病理因素在男科疾病中相互影响，互为因果，忽视兼夹证的表现，一定会影响临床疗效。

3. 诊断、疗效评价主观 诊断、疗效评价主观，缺乏"金标准"，是男科疾病的另一大特点。诚如前面所提到的，男科疾病的机制复杂，相关研究进展尚不能完全阐明其发病机理，而对于疾病的诊断以及疗效的判定，多是依靠患者本身主观描述，相关实验室检查结果仅具有参考意义，故学术界认为男科疾病诊断多缺乏"金标准"。

例如，以勃起功能障碍以及早泄为代表的男性性功能障碍类疾病，无论从勃起硬度，还是从射精时间来看，临床上医生主要是凭借患者的主观描述来对病情进行初步判断，对于病情的严重程度则主要依据相关量表来判定，如针对早泄设计的 PEDT、CIPE 量表，针对勃起功能障碍设计的 IIEF-5 量表等。

4. 期望值高，依从性低　男科疾病的另一大特点是治疗周期较长，见效慢，易反复，而且患者往往缺乏正确的疾病认知教育，对于疾病的治疗期望过高。对于其治疗期望，可总结为"有效、速效、安全、方便、价廉"，对于患者的治疗目标可总结为"硬、长、生、控、舒（愈）"，患者过高的治疗期望与目标、与当前治疗结局有较大的差异。

此外，年轻患者多习惯从网络等渠道获取相关信息，本身又缺乏鉴别真伪能力，往往在加重自身心理负担的同时私自停药。甚者在治疗一段时间，认为治疗没有达到自己预期效果时，感到失望，到处投医，频频更换医院、医生进行治疗，甚者盲信"偏方""秘方"，导致了治疗连续性的中断、患者病史陈述复杂、既往检查资料和治疗方法冗杂等问题。

（二）效差原因

1. 诊断不明、不全　诊断的不明确以及不全面，亦或者说是误诊与漏诊，在男科疾病方面是较为常见的，特别是对于不懂现代医学的传统中医更值得警惕。男性疾病机制复杂，共病普遍，评价主观而又缺乏"金标准"，传统中医仅靠望闻问切，四诊合参来对疾病进行诊断，拒绝现代医学的检测手段，难免会导致诊断不明确，甚至误诊情况的出现。同样，男科疾病的共病现象普遍存在，需要每一位从业者的关注，例如勃起功能障碍、男性不育症等疾病背后可能隐藏的是易被人们忽视的精

3

第一章　男科理论撷要

神心理障碍。

2. 辨病、辨证不准 辨证论治与整体观念作为中医学的两大主要特点，在中医学的发展过程中起到了重要的作用，但是对于男科疾病而言，单纯的辨证论治不能解决所有问题。《素问·阴阳应象大论》云："善诊者，察色按脉，先别阴阳。"在辨证论治的思想下，中医诊断疾病时多喜"先别阴阳"，但很多男科疾病给我们提供的有效信息较少，很难做到辨证准确。如男性不育症，患者往往无任何不适症状，只是在行精液常规检查后才发现其精液质量问题。对于这种无证可辨的患者则不应盲目信奉辨证论治，应充分利用现有手段，发现疾病的普遍规律，明确男性不育症的基本证候及兼夹证候，以期辨证精确，做到辨证、辨病、辨体、辨精论治。

其次，基于我国传统文化对于人们性观念的影响以及性教育的缺乏，男科疾病易与性病混淆且多被视为"隐疾"，男性患病后的精神心理症状亦被忽视，不少男性疾病患者其精神心理问题的严重性远超躯体上的问题，可以说"假肾虚而真肝郁"的现象在临床屡见不鲜。

所以辨病、辨证不准可以说是影响中医男科临床疗效的一大原因。

3. 疗程、依从不足 除了诊断不明、不全以及辨病、辨证不准以外，疗程、依从性的不足也是导致男科疾病疗效欠佳的又一大主因。由于男科疾病患者本身对于疾病治疗预后的期望过高，而依从性差必然带来的是治疗周期的不足，不论是慢性前列腺炎还是男性不育症，其治疗周期一般是 3～6 个月，治疗连续性的中断不仅影响疗效，也容易导致疾病症状的反复。

除了疗程不足以外，未重视生活方式的调整对于男性疾病的疗效同样影响深远，外感风寒、嗜食辛辣、劳倦久坐等均不利于疾病的康复。其次，缺乏适当的医患沟通也是影响疗效的重要原因，既往以医生为主体的单纯的医学模式已向现代医学的"生理—心理—社会"医学模式转变，以患者为主体，加强医患沟通，不仅是推进人文医学的有效手段，也是提高疗效的重要保障。

（三）治疗策略

提高男科疾病疗效应具备"医者三明"的素养，即：明敌情、明我情、明进程。

"明敌情"即明病情，要求男科医生能做到明白男科各个疾病的中西医诊断、分型、分期以及中医证候分布。"明我情"即要求我们明确当前可用治疗手段的作用机制、靶点、作用强度、能解决的临床问题以及能达到的治疗效果。"明进程"即明确预后，要做到明白治疗疾病可能出现的进展、转归、预后，并能为下一步诊疗制订计划，具体策略如下。

1. 明确诊断　男科疾病机制不清、病因复杂等特点要求男科医生具备扎实的中西医临床基础知识，同时掌握其他相关学科常见疾病，借助可用的诊断手段，避免临床上漏诊、误诊情况的出现。

2. 注意共病　男科疾病常常不是单一存在，提示我们重视共病现象并对症处理，如慢性前列腺炎患者合并出现性功能障碍或不育以及早泄患者伴随的精神心理障碍问题等。

3. 辨证准确　在扎实的中医基础上抛开思维定式，接受新观念。男科疾病虽然以复合中医证候为主，但其中亦有规律可循，如男性不育症患者多在肾虚的基础上兼夹肝郁、气虚、血瘀等；勃起功能障碍患者则多在血瘀的基础上兼夹肾虚、湿热、气虚等。

4. 辨治精准　明确中西医在疾病治疗中所处的地位，是单独使用，还是二者配合使用。如慢性前列腺炎的治疗，西医疗效欠佳而中医优势明显；早泄的治疗，中医虽能起到全身调理的作用，但症状改善不明显，盐酸达泊西汀的有效性也仅为 60% 左右。对此提出早泄的"鸡尾酒疗法"，以疗效为前提，灵活地将中药、西药、心理治疗、行为疗法等多种手段联合应用，可有效改善患者症状。

5. 中西融合　单纯中医治疗力量不足时，应在中医理论指导下加用其他药物和手段，基于此提出了"海派中药"的概念。例如盐酸舍曲林等抗抑郁药可视为一种强效疏肝行气、宁心安神药，其功效强于任何单味中药，而西地那非、他达拉非等 PDE5 抑制剂在治疗勃起功能障碍时

5

可视为活血通络专药。

6. 清楚药械 针对每一种男科疾病，男科医生应明白临床上目前所能采用的所有治疗手段，明白每一种治疗手段的作用机制，例如中药、针灸、西药、心理干预、手术治疗等以及它们所能达到的治疗结局。如慢性前列腺炎的治疗除了一般抗生素的使用以外，我们常用的治疗手段还包括中草药、中成药、脐贴、针灸、坐浴等。

7. 明白优劣 不论是中医男科医生还是西医男科医生都必须认清各自的优势与短板，不应互相排斥，应以解决患者临床问题为导向，携手并进。例如男性不育症的治疗，即便是辅助生殖技术的应用，其活产率也不足 30%，若配合中药干预，则有助于精子质量的改善，提高活产率。

8. 把握量效 清代医家王清任曾提出"药味要紧，分量更要紧"的观点，在理、法、方、药确定后，合理使用药物剂量便成为取得良好临床疗效的关键，例如对于泌乳素水平偏高的患者，我们可重用生麦芽60g，气虚明显的患者黄芪用量可至 60g，甚者可达 120g。

9. 重视疗程 疗程是疗效的保证，要求我们在诊疗前提前告知患者，男科疾病的疗程一般为 3～6 个月，让患者有充分的心理准备，保证患者依从性，做到足疗程治疗。

10. 关注心身 男科疾病多伴随焦虑抑郁状态，提示男科医生在致力于改善患者躯体症状的同时，重视对其精神心理症状的处理，缓解心身症状，解除心身痛苦，力求达到心身同治的目的。

综上所述，男科疾病因其机制复杂、共病普遍等特点，给临床症状的缓解带来了不小的难题。要提高疗效，男科医生应做到"医者三明"，即明敌情、明我情、明进程。以疗效为导向，为患者提供精准的、个性化的治疗方案，做一个真正的"明医"！

二、中西医结合

李海松教授认为，男科疾病应当采用中西医结合治疗。例如，对早泄患者而言，首剂见效是治疗的关键，而中西医结合治疗是首剂见效的前提。对于肾虚精关不固的早泄患者而言，补肾固精是最基本的治则。然而，冰冻三尺非一日之寒，肾虚并非一朝一夕就可解决。使用中药调理患者整体固然有效，但是中药作用平缓，因此治疗早泄还需使用中西医结合疗法。这样，既可以使患者获得长期疗效，又可以使患者排解一时之忧。李海松教授在临证中，在使用补肾疏肝宁心药物的同时，还酌情联合使用选择性五羟色胺再摄取抑制剂（SSRIs）、外用盐酸奥布卡因凝胶等药物，以达到理想效果。

治疗阳痿（ED）时，我们首先要使用PDE5i（如西地那非、他达拉非等），快速、有效地恢复患者的勃起功能，使其能够成功地完成性生活。其次，制订使用PDE5i的计划治疗方案，推荐使用他达拉非长期小剂量的服用方案，使其由治标向治本过渡。再者，配合使用中药，一方面中药可以明确有效地改善和提高勃起功能，另外一方面中药可以改善ED患者的身心症状，起到祛除病因和危险因素的作用，进而达到治本的目的。最后，明确导致患者出现ED的病因，是功能性的逐步下降，还是心理较大的波动，或是由其他相关疾病导致的，比如高血压、糖尿病等。明确患者病因，在恢复患者勃起功能的同时，可兼顾针对性地祛除病因，以达到标本兼治。

近年来，随着计算机辅助精子自动分析（CASA）、生殖系统超声、血清型激素检测、染色体检测等现代科学技术方法在临床的广泛应用，临床医生对男性不育症的微观和宏观认识不断深入。通过望、闻、问、切等手段对患者全身症状、舌象、脉象等进行分析，同时结合先进的医学检测手段，使用辨证论治、辨病论治、辨体论治、微观辨证等多种方法，进而提出有针对性的治疗方案，避免了男性不育症治疗过程中的盲目性。

尽管中医和西医分属于不同的理论体系，但中医与西医治疗前列腺炎的诊断标准是相同的，这一点从中医治疗慢性前列腺炎的专家共识与西医治疗慢性前列腺炎临床指南上可以清楚地看到。在中国，绝大多数患者接受中医和西医的共同治疗，这为中医和西医在治疗慢性前列腺炎方面结合奠定了坚实的基础，因为只有针对相同的患者才能探讨治疗策略的异同，才能互相学习弥补不足，最终实现疗效最大化。近年来，基

7

于对慢性前列腺炎发病机制的不断认识，西医于 2009 年提出并制定了国际性的 UPOINT 系统。UPOINT 由 6 个独立的因子组成，分别为排尿症状、社会心理、器官特异性、感染、神经 / 系统性及盆底肌疼痛，这与中医在治疗慢性前列腺炎方面所提出的气滞血瘀证、湿热下注证、脾肾阳虚证、肝肾阴虚证、肝气郁结证、中气不足证 6 个证型具有异曲同工之妙。

三、计划与疗程

男科疾病多病程较长，需按疗程进行治疗，疗程是疗效的保证。

例如早泄治疗一般需要经过得效、巩固、减药 3 步骤。首先，保证首剂见效，坚定患者治疗的信心，解决患者性生活受挫的心理。然后，通过一定时间的服药和心身的调整来巩固疗效，达到满意的效果。最后，逐渐减药，避免患者依赖药物，最终达到最少用药的满意效果。李海松教授根据患者的病情决定疗程的长短，并根据治疗时症状的变化进行疗程计划的调整，一般需要 1 ～ 3 个月不等。

阳痿的治疗也是一个长期的过程。患者就诊之时，应根据患者的病情轻重及其特点制订治疗方案，进行有计划、按疗程、逐步推进的治疗。目前一致认为 ED 治疗的短期目标是恢复勃起功能，长期目标是建立性自信，疗程至少为 3 个月。在治疗之初，以药物为主帮助患者恢复勃起功能。不同的患者及疾病的不同阶段其主要病机亦不相同，要根据不同的患者及病程阶段辨证论治，根据患者不同的疾病阶段及用药反应进行有计划的调整。当患者勃起功能恢复，可以成功完成性生活时，在以药物为主巩固其勃起功能恢复的同时辅以心理疏导，鼓励患者多进行性生活，以成功的性生活祛除失败的阴影，逐步建立起性自信，不再担心性生活会失败及其带来的负面影响。ED 患者即使恢复了勃起功能，仍然要坚持治疗 3 个月，待性自信建立之后再考虑减药或停药。

男性不育症的诊治也需足够疗程。精子生成至成熟的时间约为3个月，且男性不育症患者往往存在性功能障碍、生殖道感染、精索静脉曲张、内分泌异常、染色体异常等问题，更应该按照疗程进行治疗方可收效。

四、男女同治

阳无阴不生，阴无阳不长。男科疾病的诊治常常需要伴侣的配合。

性功能障碍疾病，如阳痿、早泄等，虽病在一人，却为害两人，治疗时应当重视患者配偶的作用。女性的情感是影响男性性心理的主要因素之一。当性生活出现问题时，男方会产生心理阴影，女性则会表现出对丈夫的责备，导致性生活配合度降低，严重时产生焦虑、抑郁等情况，这些无疑会使患者病情雪上加霜。因此，医生应当在对患者进行诊治的同时，让其配偶在一旁听取讲解，并明确指出此病治疗关键是夫妻二人同时配合治疗，需要妻子的理解、配合、鼓励，嘱妻子在生活中要多关心丈夫，建立良好的夫妻感情。

孕育是指男女双方共同组成一个完整的生殖单位，男女两性的偏盛与不足均可影响孕育，也可相互补充对方轻度的异常。临床常见男性精液质量差而女性怀孕者，也常见男女双方均正常而不育的所谓"特发性不育"。因此，诊疗过程中不仅应该对男性病理疾患进行调理，还应当同时注意对双方生理、心理状况的调整，使整个生殖单位达到阴阳平衡的状态，从而显著提高疗效。

五、"内外同治，身心俱调"的特色疗法

随着生命科学、医学、药学在"系统医学生物信息"下的逐渐统一，疾病治疗将更多地关注机体与治疗措施的相互作用，"内外同治，身心同调"的治疗理念必将得到更多的认同。例如，中医外治法治疗慢性前列

腺炎优势明显，效果确切。李海松教授认为，中药内服配合外治法可显著提高临床疗效，因此中医内外治结合的综合疗法治疗慢性前列腺炎成为趋势。早泄患者大多有较大的心理压力，常表现为精神苦闷、焦虑、尴尬和抑郁等，这些不良情绪可进一步影响性欲望、生活情趣和伴侣的关系。而来门诊就诊的人群多属于青壮年群体，对早泄的认识尚不全面，且伴有对疾病的过度联想、担忧及恐惧感。研究表明，综合性心理行为治疗能显著提高患者的射精潜伏期，使控制射精变得更容易，夫妻双方对性生活的满意程度明显提高，性生活时焦虑、紧张或不安情绪明显降低。因此，在进行药物治疗的同时辅助进行心理疏导十分必要，一方面要引导患者对早泄形成一个正确的认识，尽量消除患者的恐惧担忧；另一方面女方对男方的理解支持和给予较高配合度，也是患者克服心理障碍的重要辅助。

六、"性"命兼修

性命兼修是道教修道的一个基本原则。在道教中，命是指生命，即由形、气构成的具有生命活力的存在物；性指心性，即心神，也就是人的精神意识。人的命与性是不可分的，性离不开命，命离不开性，人是命与性的统一体，不能只修命或只修性，而必须性命双修，方能达到形神俱妙的神仙境界。李海松教授认为，治疗男科疾病亦须"性"命兼修，提出"阳痿"就是阴茎中风，男性勃起功能障碍的出现往往是全身血管功能低下的征兆。血管内皮功能紊乱往往首先发生在较细的动脉血管，而动脉斑块形成后往往也最先阻碍较细的动脉血流。当阴茎海绵体动脉发生粥样硬化，阻碍血液灌注造成"阳痿"时，脑动脉和冠状动脉很可能处在代偿期，动脉粥样硬化对血流的影响尚未造成脑和心脏出现相应的临床表现，正是心脑血管疾病的隐匿期。因此，阴茎中风预示机体存在心脑血管疾病发生的倾向，治疗时应"性"命兼修，不可偏废。

七、整体辨证、局部辨证与微观辨证

（一）传统中医辨证论治基础——整体辨证

传统医学的优势在于整体观念和辨证论治。人体是统一的有机整体，脏腑之间在生理上密切配合，病理上相互影响。男科疾病看似仅为泌尿生殖器官等部位的病变，实则与全身系统密切相关。李海松教授认为，阳痿虽然是以勃起功能障碍为主要矛盾的男科疾病，但根据其发病时的特征，可将"阳痿"归入"中风"的范畴，命名为"阴茎中风"。不仅因为它表现为痿废不用的风象，还因为其反映了末端气血的运行情况。若位于人身末端的阴茎脉络出现了失养或阻塞，久而久之，脑之脉络也会受到相应的影响，即预示机体可能存在脑中风的发生倾向，需要及时治疗阳痿，同时祛除诱因和病因，从而达到预防脑中风的效果。李海松教授认为在分析男科疾病病证的病理机制时，首先应着眼于整体，然后再着眼于局部，从而把局部病理变化与整体病理反映统一起来。中医学的证可以在一定程度上反映疾病的本质。中医的证不仅有病理的概念，还有生理的概念。准确辨证必须建立在整体观念的基础上，男科病症状虽往往局限于少腹、会阴、生殖器等局部，但临证时切勿仅拘泥于局部，应当考虑脏腑经络之间的紧密联系。李海松教授认为，辨证的过程应分两步：首先要通过望闻问切等中医诊断技术获得原始的病情资料；再对病情资料归类后认真分析，提炼疾病的病机，进而确定证型。

（二）男科专科辨证特色——局部辨证

局部辨证的意思就是以病变的主体部位为中心来辨证。当患者局部的病变或症状表现较为突出，全身症状又不明显时，使用局部辨证可更方便地判断病变的病因及性质。局部辨证突出应用于中医外科领域。李海松教授指出，局部辨证和整体辨证是指不同的层次，它们是相辅相成的，都是中医辨证论治理论体系的重要组成部分。整体辨证是辨证论治的基本点，局部辨证是辨证论治的延伸点，其更能体现专科辨证的优势。

11

进行局部辨证需要在整体辨证前提下斟酌运用现代科学技术，才能把握疾病的核心，熟识疾病典型的症状表现，从而更精确地进行临床施治。例如在不育症的诊断中，睾丸检查对评价男性生育力水平具有十分重要的意义。睾丸的总体积与精液中精子总数呈明显的正相关，体积小时提示睾丸生精上皮不足。在前列腺炎的诊断中，直肠指检可以明确前列腺的大小、质地或硬度、中央沟情况（变浅或消失）、表面是否光滑、有没有结节、有没有波动感、有没有触痛及其疼痛的程度、表面充血等情况。在早泄的诊断中，包皮过长或龟头炎都会使龟头表面太过敏感而引发早泄，这些都是在辨证施治的时候需要注意的。

（三）现代中医辨证论治的发展——微观辨证

微观辨证是指在临床中问询辨证凭据之时，积极引进现代医学中的检测检查技术，并利用它们善于在较微观的角度探查机体的特点，更完整、更准确地阐明中医证候的内涵，从而为辨证微观化奠定基础。简言之，是使用微观的指标来认识与辨别证型。"微观辨证"是现代中医临床诊治的必然要求，是中医随社会的进步而更新的重要表现。中医传统的辨证论治运用方式是四诊合参，千年的实践已经证明其对于许多疾病都有相当好的疗效。但是不可否认的是，临床上存在一些"潜隐证"，无"证"可辨，所以借助现代科学技术进行诊断就成了中医诊疗的必由之路。李海松教授认为，不育症的治疗可从"五辨"入手，即辨病、辨证、辨体质、辨精液、辨无症。针对"潜隐证"，一可以根据精液检查报告进行辨精论治：精液的多少与稀稠、液化程度、精子数量与活力、成活率与畸形率等指标均可以为辨证施治提供参考；二可以根据不育症的病机特点，从虚从瘀论治。同样，前列腺炎可以根据前列腺液检查结果进行辨证，前列腺液性质、卵磷脂小体和白细胞数目亦可作为用药的依据。这些都是从微观上着手、从整体上辨证的成果，临床治疗效果会更加确切。

整体观念和辨证论治是中医学的两大特征，何为整体？察其内因外体，观其胸胁腰膝，分其上窍下窍，无一不是细致功夫；何为辨证论治？辨其整体寒热虚实、脏腑盈亏、经脉气血，辨其局部病灶性质、病理生理，辨其微观指标参数、CT、磁共振，都需成竹在胸。整体辨证、局部辨证和微观辨证三者的有机结合体现了中医男科与时俱进的特点，同时治疗效果也将更加显著。

第二章 关于男科疾病的理论创新

一、前列腺炎理论创新

（一）慢性前列腺炎络病理论

络脉是气血运行的载体，从大到小，分成无数细小分支网络遍布全身，将气血渗灌到人体各部位及组织中去，对整体起调节作用。络脉之窄，如网如曲，纵横交错，血流之末，流速之缓，缓而易塞，容易为病，病而难显，其共同临床表现为"久、痛、瘀、难、怪"。慢性前列腺炎从病因、解剖、症状、疗效反应等方面看，其发生、演变、转归无不与络脉相关，而久病入络也是慢性前列腺炎反复发作、缠绵难愈的主要原因。

从中医理论来看，前列腺应指古人所称的"精室"，其分泌前列腺液，有如五脏的藏精功能，同时前列腺又有排泄作用，类似于六腑，故前列腺当归于奇恒之腑，奇恒之腑易虚、易瘀，当以通为顺。前列腺位于下焦，湿热毒血一旦瘀结，聚而难散，加上内外诱发因素，则易于反复发作。久病入络，精室脉络瘀阻，败精瘀浊与湿热之邪互结，贯穿于整个病变过程。

从慢性前列腺炎病因来看，除少数病例有感染性因素以外，绝大多数发病是由不良的生活方式所致。如常见的夫妻分居、忍精不泄、长期酗酒、嗜食辛辣、久坐湿冷之处或长途骑车挤压、寒冷刺激等，均可导致前列腺导管舒缩功能障碍，前列腺液排出不畅，血液运行障碍，代谢废物瘀积引起炎症。慢性前列腺炎反复发作，组织纤维化，局部形成硬结、肿大。按照络病理论，各种因素导致脉络瘀滞，其渗灌濡养、供血供气、津血互换、营养代谢功能失常，"脉络——血管系统"舒缩功能和血液运行障碍，脉络气机郁滞，引起脉络自适应、自调节、自稳态异常。

从临床症状来看，慢性前列腺炎患者尿频、尿急等症状多已缓解，而小腹、会阴部、腰骶部等处疼痛多为主要表现，又常见前列腺局部硬结、肿大，影响到精液又常出现精液不完全液化。按中医理论，这些表现就是由瘀所致，符合中医"久痛入络""不通则痛"、瘀滞则肿、瘀滞则凝等理论。患者由于各种原因导致络脉络气郁滞，常见少腹、睾丸、阴囊、耻骨、肛周等处胀痛或刺痛。邪气稽留络脉，血行涩滞为瘀，津液凝滞为痰，气郁、血瘀、痰饮凝聚郁结，日久形成积聚，前列腺局部表现为硬结、肿大，精液不完全液化。

从现代医学解剖方面来看，前列腺位于盆腔之深部中央位置，解剖位置特殊，前列腺导管呈直角或斜行进入尿道，前列腺的内部结构很像许多窦道样盲管，只有一个出口，排出的动力很弱，无论病原体、非病原体侵袭性因素，还是炎症病理产物等，都极易阻塞出口，不利于前列腺液引流，以致前列腺液瘀积，引起炎症；从血管走行来看，进入前列腺体的动脉多相对粗大，而静脉则相对细小迂曲，前列腺的循环特点造成炎症时微循环瘀滞，既不利于吸收，又不利于抗病，易致血瘀。慢性前列腺炎的病理表现是充血、肿胀、腺管堵塞、炎性细胞浸润、炎性渗出物潴留、纤维化，影响到精液又常出现精液不液化。

因此，基于以上对慢性前列腺络病理论的探讨及临床实践，慢性前列腺炎属于络病范畴，临床辨治应该以化瘀通络作为基本治则。化瘀通络常用药物有王不留行、益母草、泽兰、桃仁、红花、赤芍、丹参、牡丹皮、乳香、没药、琥珀、制大黄、水蛭等。此类药物味多辛苦，辛能行散，苦能疏泄，善走散通行，对疏通络脉有重要作用。现代研究表明，化瘀通络药能使腺体微循环得以改善，腺上皮细胞膜通透性增加，促使精室内残血败精得以迅速通泄，并能增强机体免疫力，从整体上改善患者的身体状况，从而使邪去正复，缩短疗程，提高疗效，减少复发率。

15

第二章 关于男科疾病的理论创新

因此，治疗以"化瘀通络"为基础往往可获奇效。

（二）慢性前列腺炎从瘀论治

1. 理论基础

（1）古代文献对慢性前列腺炎瘀阻理论认识：《证治要诀·白浊》曰："白浊甚……此精浊窒塞窍道而结。"《证治汇补·下窍门·便浊·附精浊》云："精浊者，因败精流于尿窍，滞而难出。"《王旭高临证医案·遗精淋浊门·淋浊》云："水窍精窍，异路同门，二窍不并开，水窍开，则湿热常泄，相火常宁，精窍常闭。"《类证治裁·淋浊·论治》言："有过服金石，入房太甚，败精瘀结而成淋者。"清代叶天士在《临证指南医案·淋浊》中的一则案例后评论道："若房劳强忍，精血之伤，乃有形败浊阻于隧道，故每溺而痛。徒进清湿热、利小便无用者，以溺与精同门异路耳。"上述文献都强调了瘀阻在慢性前列腺炎发病中的重要性。

（2）病因及病机的发展、转归与慢性前列腺炎的瘀阻理论的关系：综合历代文献来看，本病的病位主要在肾、膀胱及精室，疾病初起以实证居多，日久以虚证居多，病因病机虽然错综复杂，但其基本病机表现在湿热、肾虚、气滞、血瘀四个方面。这些证型可以相互转换，都可以发展为血瘀证型。一项针对918例慢性前列腺炎患者各证型出现频率的研究发现：本病多为复合证型，且以气滞血瘀证为临床最常见。可见血瘀证型在慢性前列腺炎诊治中的重要性。

①湿热向血瘀转化：《景岳全书》言："有浊在精者，必由相火妄动，淫欲逆精，以致精离其位，不能闭藏，则源流相继，淫溢而下，移热膀胱则溺孔涩痛，清浊并至，此皆白浊之因热证也。"《医宗必读·淋证》言："淋，湿与热两端。"饮食不节，嗜食肥甘厚味，湿热内生，循肝经下注精道，又或房事不洁，湿热毒邪从外而入，致精室之精流而不畅，清浊相混，湿热之邪胶着不化，久而不去，下焦气化不利，津凝为痰，血行不畅，痰瘀互阻，从而加重慢性前列腺炎临床表现。

②气滞向血瘀转化：中医理论有"气为血之帅，血为气之母，气行血则行，气滞血则瘀"之理。肝藏血，主疏泄，调情志，每因情志不

畅而导致肝气郁结。肝郁多变。"一有弗郁，诸病生焉。"《临证指南医案·郁》曰："因情志不遂，则郁而成病矣……皆因郁则气滞，气滞久必化热，热郁则津液耗而不疏，升降之机失度，初伤气分，久延血分，延及郁劳成沉疴。"肝郁气滞，血行不畅，或气郁化火，或耗伤阴血，从而形成瘀血病理产物。瘀血阻于精道，气滞与瘀血互为因果，使病情缠绵难愈。

③由虚致瘀:《景岳全书·虚劳门》曰："淫欲邪思又与忧思不同，而损唯在肾。盖心耽欲念，肾必应之，凡君火动于上，则相火应于下……故其在肾，则为遗淋带浊。"《临证指南医案·淋浊》指出："精浊者，盖因损伤肝肾而致。"性生活过频或手淫过度，或所愿不遂，精未外泄，或同房、手淫忍精不泄，火郁结而不散，先天秉赋不足或素体虚弱，都可以导致肾阴或肾阳虚，阴损及阳，阳损及阴，出现阴阳两虚。肾阳具有推动、温煦、蒸腾、气化、激发以及固摄等生理功能，肾阳虚无力推动血液运行，则脉道涩滞而成血瘀。王清任在《医林改错》中指出："元气既虚，必不能达于血管，血管无气必停留而为瘀。"若肾阳不足，阳虚生内寒，寒凝经脉，气血运行不畅，则瘀血内生。肾阴亏虚，虚热内灼，耗伤营阴，脉络瘀阻。从慢性前列腺炎易感人群来看，久坐之人容易患慢性前列腺炎。由于长时间取坐位，阳气不得舒展，经络通行受阻，则演变为气滞血瘀或日久伤阳。初期往往伤及脾阳，但久必及肾。

另外从嗜食辛辣、长期酗酒、久坐或长途骑车挤压、寒冷刺激、工作、生活压力大等慢性前列腺炎的常见病因来看，绝大多数发病是由不良的生活方式所致。这些诸多因素均可致瘀。

（3）以"瘀"为主的络病理论与慢性前列腺炎瘀阻理论的关系:络脉是气血运行的载体，从大到小，分成无数细小分支网络遍布全身，将气血渗灌到人体各部位及组织中去，对整体起调节作用。络脉之窘，如网如曲，纵横交错，血流之末，流速之缓，缓而易塞，容易为病，病而难显。其共同临床表现为"久、痛、瘀、难、怪"。这与慢性前列腺炎的临床特点极为相似。邪犯络脉可影响络中气血的运行和津液的输布，导致络脉阻滞、气滞血瘀、津停痰积而变生诸病。络脉为病易虚、易滞、

17

易瘀。络病机理虽复杂，但络脉细窄易瘀，其证候特点总离不开一个"瘀"字。前列腺导管常因炎症刺激、纤维变性而管腔狭窄，致前列腺导管内分泌物瘀积不出，此与络脉阻滞、气滞血瘀、津停痰结的病理变化相符。久病入络，精室脉络瘀阻，败精瘀浊与湿热之邪互结，贯穿于整个病变过程。

（4）慢性前列腺炎瘀阻理论的解剖基础：从中医解剖理论来看，前列腺属于古称"精室"之范畴，位居下焦，有分泌前列腺液的作用，有如五脏的藏精功能，同时又有排泄作用，类似于六腑，故前列腺当归于奇恒之腑，奇恒之腑易虚、易瘀，当以通为顺。冲、任、督三脉一源三歧，均始于"胞宫"，在男子即为精室。胞宫之病久延不愈，影响冲、任、督等奇经。奇经不属于正经，没有脏腑隶属，所以一般药物难以透入，从而加大了治疗难度，使疾病久治不愈，进一步加重瘀阻。

从现代医学解剖来看，前列腺的血供来源较多，主要有阴部内动脉、膀胱下动脉和直肠下动脉的分支，进入前列腺体的动脉多相对粗大，而汇入前列腺静脉丛的静脉则相对细小迂曲，在发生炎症时容易导致血流缓慢而致血瘀。前列腺位于膀胱颈和尿生殖隔之间，位置比较深。前列腺导管细长弯曲，开口处口径小，与尿道成直角或斜行向上进入尿道，有利于尿道菌进入腺体，不利于腺体引流，致使炎性分泌物易滞留。秽浊之物难以排出，停而为瘀。病理上多表现为前列腺腺管、腺泡及间质充血水肿，腺管阻塞，腺液滞留，炎性细胞浸润，炎性渗出物潴留及间质纤维化。同时慢性前列腺炎患者存在高黏附、低血流量的血液流变学特点，影响了患者前列腺局部的血循环和微循环，引起组织缺血、缺氧、代谢和功能失调，引起局部炎症反应加重。

（5）基于慢性前列腺炎瘀阻理论的临床表现：慢性前列腺炎常有不同程度的下腹、会阴、腰骶等骨盆区域的疼痛和不适，伴随睾丸坠胀疼痛，阴囊潮湿，尿后滴白，舌质红或瘀点、瘀斑。直肠指检前列腺正常或表面不平或不对称，可触及不规则的炎性硬结，并有压痛。这些表现都可以由瘀所致，符合中医"不通则痛、瘀滞则肿、瘀滞则凝"等理论。

2. 治则治法 从病因病机、解剖、络病、症状等方面看，慢性前列腺炎基本病机是瘀阻。本病的发生、演变、转归与瘀血密切相关，瘀血既是前列腺炎病理产物，又是引起慢性前列腺炎的致病因素，同时也是慢性前列腺炎反复发作、缠绵难愈的主要原因。在治疗上要注意辨证分型、审因论治，尤其是要注意化瘀通络方法的应用。现代研究提示：活血化瘀药具有显著的扩血管、降低血液黏稠度以及改善红细胞变形能力等作用，使腺体微循环得以改善，前列腺上皮细胞膜通透性增加，同时随证配合清热、利湿、补益之品，促使体内残留败精得以迅速通泄，纤维瘢痕组织软化、吸收，腺小管通畅。

（1）常规疗法

①清热利湿、行气活血法：适用于血瘀兼湿热证，症见少腹、会阴、睾丸、腰骶、腹股沟等处的坠胀隐痛，伴有尿频、尿急、尿痛、尿道灼热、尿道白浊、阴囊潮湿、尿后滴沥、舌红苔黄或黄腻、脉滑等症状。多见于慢性前列腺炎的初期或急性发作时，以疼痛、尿道刺激症状为主，病理上以炎性腺液潴留为主，见腺体饱满，按摩时取出大量腺液，按后腺体松弛，腺液中白细胞含量明显升高，部分人尿液分析可有少量白细胞，尿流率图曲线多正常。治宜清热利湿、行气活血。方用八正散加减。直肠给药用前列安栓。坐浴药：黄柏10g，倒扣草10g，益母草30g，苦参20g，大黄15g，冰片3g。

②活血化瘀、行气止痛法：适用于病程日久，症见少腹、会阴、睾丸、腰骶、腹股沟坠胀疼痛，时轻时重，在久坐、受凉、性生活过少或过频时加重，热浴、保暖后减轻，舌暗或有瘀点瘀斑，脉多沉涩。病理上以腺管阻塞、盆底肌肉痉挛为主，触诊前列腺腺体饱满，质地偏中等，可有硬结，甚至变硬缩小，按摩腺体取出少量前列腺液，或无法按出前列腺液。前列腺按出液中白细胞和含脂肪的巨噬细胞数量多在正常范围。按摩腺体有轻压痛。部分患者偶尔见前列腺液中出现大量的白细胞，尿液分析多正常，尿流率图曲线呈高幅密集齿形波。治宜活血化瘀、行气止痛。方用前列腺汤加减。成药用前列通瘀胶囊。直肠给药用解毒活血栓。坐浴药：乳香15g，没药15g，益母草30g，苦参20g，大黄15g，冰片3g。

第二章 关于男科疾病的理论创新

③滋阴补肾、活血化瘀法：适用于病程较久，症见尿后余沥，小便涩滞不畅，伴有少腹、会阴、睾丸、腰骶、腹股沟等处的坠胀隐痛，时有精浊，腰膝酸软，头晕眼花，失眠多梦，遗精早泄，五心烦热，口燥舌干，舌红少苔，脉沉细或细数。多见于性格内向、多愁敏感者，精神压力大，前列腺腺体松弛，前列腺按出液量少或不能按出，前列腺液白细胞多正常或稍高，尿液分析多无白细胞，尿流率多正常或偏低。治宜滋阴补肾、活血化瘀。方用知柏地黄汤加减。直肠给药用解毒活血栓。坐浴药：黄柏 15g，红花 15g，大黄 15g，冰片 3g，赤芍 30g。

④温补脾肾、行气活血法：适用于病久体弱，腰骶酸痛，倦怠乏力，精神萎靡，少腹拘急，手足不温，小便频数而清，滴沥不尽，阳事不举，劳则精浊溢出，舌淡苔白，脉沉无力。病理上以腺液分泌不足为主，按摩前列腺手感松弛或软，很少有前列腺液被按出，腺液中白细胞接近正常或轻度升高，伴随症状以性欲减退为主。尿流率图曲线呈丘形接斜坡，同时 B 型超声显示有中等量残余尿，提示气虚或脾肾两虚。治宜温肾助阳，佐行气活血。方用济生肾气丸加减。偏中气不足者，被膜平滑肌收缩乏力，腺体饱满，按出前列腺液量多，按后腺体松弛。治宜补中益气，佐行气活血。方用补中益气汤加减。直肠给药用解毒活血栓。坐浴药：桂枝 15g，益母草 30g，蛇床子 20g，大黄 15g。

⑤活血通络法：叶天士言："经年累月，外邪留着，气血皆伤，其化为败瘀凝痰，混处经络，盖有诸矣。倘失其治，年多气衰，延至废弃沉病。"张聿清又指出："直者为经，横者为络，邪既入络，易入难出，势不能脱然无累。"在治疗时，"络病散之不解，邪非在表，攻之不驱，邪非着里，补正祛邪，正邪并树无益"。所以，叶天士指出："考仲景于劳伤血痹诸法，其通络方法，每取虫蚁迅速飞走诸灵，俾飞者升，走者降，血无凝着，气升宣通，与攻积除坚，徒入脏腑者有间。"虫类通络药性善走窜，剔邪搜络，久痛久瘀入络，凝痰败瘀阻络中，草木药物之攻逐无效，虫类通络药则独擅良能。常用药有水蛭、僵蚕、穿山甲（代）、地龙、鳖甲等。叶天士又言"络以辛为泄"，常用桂枝、

前列腺炎与早泄
的关系

细辛、檀香、薤白、乳香等。上述药物，在辨证的基础上可以酌情加用。

中医治疗前列腺炎有哪些办法

（2）其他疗法——脐疗法：慢性前列腺炎脐疗法历史悠久，临床使用广泛，对于慢性前列腺炎的疗效显著。脐部中央是神阙穴，该穴隶属于任脉，任脉与冲脉相交会，与督脉相对。任脉、督脉、冲脉"一源三歧"，三脉经气相通。同时，任脉与督脉周循全身，分别总督阳脉与阴脉，在防治疾病中具有十分重要的作用。应用脐疗法治疗慢性前列腺炎的药物可选用王不留行、肉桂、黄柏、麝香、石菖蒲、艾叶、茜草、香附等，以活血化瘀类为主，配合清利湿热、温经通脉类中药。

（三）慢性前列腺炎"感冒"学说

慢性前列腺炎是男性的常见病，约有50%的男人在人生的某个阶段受到过慢性前列腺炎的困扰。而且其症状缠绵难愈，且容易反复，加之目前网络、电视、广播等宣传媒介对于慢性前列腺炎错误知识的过度泛滥传播，人们对慢性前列腺炎存在较多认识误区，导致精神心理压力较大，甚至出现焦虑、抑郁等精神障碍的表现。李海松教授根据慢性前列腺炎的发病特点及诊治体会，提出慢性前列腺炎的"感冒"学说，将慢性前列腺炎比之为感冒，有利于患者正确认识慢性前列腺炎，放下心理负担，增强治疗信心。

慢性前列腺炎与感冒具有诸多相似之处。①发病部位：一上一下。感冒主要是病毒或细菌侵袭扁桃体，导致上呼吸道的炎症反应；慢性前列腺炎则为前列腺局部的炎症反应。②病因：二者的致病因素大部分为非细菌性。感冒的致病因素主要是病毒感染，细菌感染则较少见；而慢性前列腺炎则95%左右都是非细菌性的。③诱因：二者诱因相同，在受凉、劳累、辛辣、饮酒等刺激下都可发病。④发病特点：二者均容易多次发病（不能称之为复发），不能根除。⑤症状：二者症状具有一致性，都可表现为疼痛（慢性前列腺炎为盆腔区域的局部疼痛；感冒表现为全身的酸痛或咽痛、头痛等疼痛）、有分泌物（慢性前列腺炎可出现滴白；

感冒则表现为流鼻涕、咳痰等）、局部炎症刺激症状（慢性前列腺炎表现为尿频等前列腺局部炎症刺激尿道导致的排尿异常症状；感冒表现为打喷嚏的鼻腔刺激症状、咳嗽等呼吸道刺激症状）等。⑥诊断：二者诊断多以临床症状表现为主，不以病原微生物为据（前列腺液常规或培养；咽拭子），属排除性诊断。⑦治疗：二者治疗目的相同，均以解除症状为主要目标。⑧预后：二者预后均良好。

因此，慢性前列腺炎就相当于前列腺"感冒"了，虽然会多次发病，但不是复发，就像感冒一样，每次都是新发的，不能说感冒复发了。这样患者能够更容易接受和正确认识前列腺炎，积极配合治疗，树立治疗信心。

慢性前列腺炎患者
日常应注意什么

二、阳痿理论创新

（一）阳痿从络论治

1. 阳痿的病因病机　阳痿的发病原因是多方面的，古代医家大多数认为阳痿发病只与肾有关或肾在发病中起主要作用，其实肝、脾胃功能障碍及湿、郁火都可以是其因。随着社会的发展进步，人类生活环境的改变，饮食结构的调整，阳痿的病因也发生了改变。现代中医学对阳痿发病学的认识逐渐深化并呈多样化，突破了传统以阳痿病位在肾及病性多虚、多寒为主流的观点，认识到五脏功能失常均可导致阳痿的发生，有虚证也有实证，有寒证也有热证，有阳虚也有阴虚，情志不畅、血瘀、痰湿、热等已成为当今阳痿发病的主要原因。其基本病机可以概括为肝郁肾虚，湿热血瘀，其中血瘀在阳痿的发病中占有很重要的地位。

《证治概要》指出："阴茎以筋为体，宗筋亦赖气煦血濡，而后自强劲有力。"阴茎在气的推动下受血而振奋，阳兴用事，若气血运行障碍，则阴茎血少而难充，或真阳难达阴茎以致其势难举。《张聿青医案·阳痿》又言阳痿："皆因经络之中，无形之气、有形之血不能宣畅流布。"肝郁、湿热、肾虚等因素都可以导致阴茎气血运行不畅，甚或瘀血阻滞于阴茎脉络，阴茎失去血液濡养则难以奋起，气滞血寂，既可阻塞阳道使其不通，又可阻碍血液的运行与化生，而成阳痿之症，血瘀可以看作阳痿的终极病机。

（1）肝郁血瘀：肝藏血，主疏泄，调情志，每因情志不畅或突然的精神刺激及其他病邪的侵扰而导致肝气郁结。中医理论有"气为血之帅，血为气之母，气行血则行，气滞则血瘀之理"。《临证指南医案·郁》又曰："因情志不遂，则郁而成病矣……皆因郁则气滞，气滞久必化热，热郁则津液耗而不疏，升降之机失度，初伤气分，久延血分，延及郁劳成沉疴。"肝郁气滞，血行不畅，或气郁化火，或耗伤阴血，从而形成瘀血病理产物。

（2）湿热血瘀：环境污染，食品残毒，饮食结构改变，以及嗜食辛辣烤炙和肥甘厚味、大量吸烟酗酒等，往往内聚痰浊或变生湿热瘀毒。嗜食辛辣醇酒厚味，中焦失运，精微失布，湿热内生下注，或感受湿热之邪，内阻中焦，下焦气化不利，宗筋失养而受灼，津凝为痰，血行不畅，痰瘀互阻，影响气血在阴茎中的布散。

（3）肾虚血瘀：性生活过频或手淫过度，或所愿不遂，精未外泄，或同房、手淫忍精不泄，火郁结而不散，先天秉赋不足或素体虚弱，都可以导致肾阴或肾阳虚，阴损及阳，阳损及阴，出现阴阳两虚。肾阳具有推动、温煦、蒸腾、气化、激发及固摄等生理功能，肾阳虚，无力推动血液运行，则脉道涩滞而成血瘀。王清任在《医林改错》中指出："元气既虚，必不能达于血管，血管无气，必停留而为瘀。"若肾阳不足，阳虚生内寒，寒凝经脉，气血运行不畅，则瘀血内生。肾阴亏虚，虚热内灼，耗伤营阴，脉络瘀阻。

另外，跌打损伤，负重过度，强力行房，或金刃所伤，损伤血络，血脉瘀阻，而成阳痿。正如清·韩善徵在《阳痿论》中所说："盖跌仆则血妄行，每有瘀滞精窍，真阳之气难达阴茎，势遂不举。"

2. 络病与阳痿　清代叶天士提出"久病入络"，即"经主气，络主血""初为气结在经，久则血伤入络"，从而创立了络病学说，极大地丰富了中医基础理论。络脉隶属于经络系统，具有支横别出，逐层细

23

分；络体细窄，网状分布；络分阴阳，循行表里的特点。在组织结构方面，由阴茎动脉、海绵体窦、阴茎静脉形成的纵横交错、自由交通的血管网络与络脉中血络的概念结构极其相似。在气血运行方面，络脉具有气血运行徐缓、面积弥散、末端连通、双向流动的特点，阴茎疲软时只有少量血液经过，维持基本的营养供给。络脉又有满溢贯注的特点，阴茎勃起时血液涌入海绵体，维持阴茎的勃起状态。在病理变化方面，络脉具有易滞易瘀、易入难出、易积成形等病理特点，这与多种难治性病变（包括阳痿在内的血管病变）中的病理状态相一致。近年来，有学者提出"脉络 – 血管系统病"和"气络 – 神经 – 内分泌 – 免疫（NEI）"网络概念。上述理论指出，络脉系统包括运行血液的脉络和运行经气的气络，前者与阴茎螺旋动脉、海绵体动脉具有同一性，后者则与调控勃起的 NEI 网络高度相关。基于气血相关的中医理论特色，气血可分不可离，气为血之帅，气络病变可引起脉络舒缩功能及血液运行障碍。阳痿的发病早期多与气络病变相关，此时病变相对较轻，治疗也相对较为容易，气络病变久而不愈，侵及血络，造成气血同病，此时的治疗相对比较困难。"气络 –NEI"网络概念的提出进一步使我们从更广泛的视角去认识神经、内分泌、免疫各系统及其调控失常对阳痿的影响。由此可见，络脉的发病与阳痿的发生有着密切联系，值得我们更深一步地挖掘。

3. 络脉与血瘀的联系 叶天士言"凡人脏腑之外，必有脉络拘绊，络中乃聚血之地"，认为络为聚血之所。"络主血"，血液运行于络脉中，故血瘀与络脉关系密切。任何原因导致的络脉郁滞、络脉空虚及络脉损伤均可引起络中血行不畅而致血瘀证发生，而血瘀证的产生又可影响络脉生理功能的实现，从而加重血瘀状态，由血行迟缓进行性发展形成瘀血，由血瘀轻症变生瘀血重症。

（1）气络病及血络：络脉为气血津液运行输布的枢纽与通道。若络脉受邪导致络中气机郁滞，络气不和，就会影响络中气血津液的运行，血行迟缓，流行不畅，导致血瘀证形成。若失治迁延，则气滞、血瘀、痰凝胶着日久，即叶天士"邪与气血两凝，结聚络脉"之意，最终导致难治性阳痿。

（2）络脉空虚：络中气血不足，络脉失养。若络中气虚，气虚则推动无力，血行迟缓；若络中血虚，则络脉失养，失其正常功能；气血津液运行失常，血行不畅，痰瘀互结。此为因虚致实，络愈虚，邪愈滞，虚实夹杂，最终导致宗筋失养，阳痿不举。

（3）络脉损伤：因跌打损伤或郁怒气逆，或热灼血络，或寒凝血络，或饮食失节，均可致络脉受损而血溢络外，离络之血留而不去，积而成瘀，络外之瘀久而不去，影响络内血行，致络内血行不畅，则血瘀之证成矣。此即叶天士所云"离络留而为瘀也"之意。

4. 西医学对阳痿从瘀论治的研究　阴茎勃起是一系列复杂而又协调的生理学过程，是神经内分泌调节、血流动力学变化及心理效应等多种因素相互作用的结果，其中血管功能的正常发挥在阴茎的勃起过程中起了重要作用。研究表明，血瘀证的病理生理学基础包括血流动力学的异常、血液流变性的异常、微循环障碍、内皮细胞损伤、血小板功能亢进、凝血因子形成及激活，以及纤溶和抗纤溶系统的启动等，提示针对循环障碍、内皮细胞损伤等血瘀证的病理表现，活血化瘀药应该有很好的治疗作用。

（1）循环障碍与阳痿的关系：阴茎勃起过程实际上是在一系列神经反射作用下，血液大量流入阴茎海绵窦，沟通海绵窦与阴茎的导静脉和白膜下静脉逐渐受压，致静脉完全闭锁，引起阴茎肿胀，因此任何影响动脉灌注和静脉回流的因素均可诱发阳痿。大血管病变使髂内动脉、海绵体螺旋动脉发生粥样硬化，从而降低动脉压和动脉血流向海绵窦的灌注，增加达到最大勃起的时间，降低阴茎勃起硬度。正常情况下血小板处于静息状态，当受到生理或病理刺激因子作用时血小板发生活化，参与生理或病理性血栓形成，进一步影响阴茎灌注，引起海绵体缺血、缺氧，导致海绵体平滑肌数量减少，纤维化程度增加，最终促使阳痿发生；缺血、缺氧导致海绵体平滑肌、白膜功能障碍，影响白膜对静脉回流的闭锁，导致阳痿的发生。

（2）血管内皮损伤与阳痿的关系：海绵窦内皮细胞分泌的 NO 是阴茎正常勃起最重要的神经介质，其由血管内皮细胞产生后，通过弥散方式进入平滑肌细胞，引起平滑肌松弛而诱发勃起。同时，内皮细胞分泌内皮源性收缩因子与舒张因子，它们共同调节血管及海绵体平滑肌的舒缩，并有对抗血栓形成的功能。因此，内皮功能的正常发挥对阴茎的勃起有着重要的作用。高血压、糖尿病、高血脂等常见疾病损伤内皮功能，均会促使阳痿的发生。

5. 活血化瘀通络为阳痿的基本治疗原则　脉络瘀阻作为阳痿的终极病机，其典型的临床表现，例如舌质紫暗或瘀斑瘀点、脉涩等较为少见，治疗时多在辨证治疗的基础上，联合应用活血化瘀通络法，并把活血化瘀通络法贯穿阳痿治疗的始终。结合络病的病理特点，临床治疗选用活血化瘀药时常加用虫类药，例如穿山甲（代）、蛴螬、土鳖虫、地龙、全蝎、蜈蚣、僵蚕、露蜂房等。正如吴鞠通所讲："且以食血之虫，飞者走络中气分，走者走络中血分，可谓无微不入，无坚不破。"同时，治疗时要注重年龄因素与情志因素，中青年时期以肝郁痰热血瘀为主，肾虚次之；老年时期以肾虚血瘀为主，而肝郁痰热次之。

（1）疏肝解郁，活血化瘀通络：多见于中青年患者，常存在情志因素，阳痿伴见情绪抑郁或烦躁易怒，胸痛不适，胁肋胀闷，口干口苦，食少便溏，苔薄，脉弦。值得注意的是，临床上不仅有因情志变化而致肝郁的病机变化，即"因郁致痿"，而且亦多出现非情志因素所致者，如情志抑郁不舒而发生肝郁，即"因痿致郁"。因而阳痿患者存在着一个"因郁致痿"和"因痿致郁"的循环关系。此条法则在治疗阳痿时甚为重要。方用逍遥散加减。常用药物：柴胡 10g，白芍 20g，当归 20g，炒白蒺藜 30g，川牛膝 15g，青皮 10g，水蛭 10g，蜈蚣 3g，郁金 10g，五味子 10g，三七 6g，甘草 6g。柴胡、白芍相配，一散一收，使肝气得疏，肝血得补，为解肝郁之主药；当归、五味子补阴血以充肝之养；青皮、白蒺藜疏肝行气，川牛膝、郁金、三七活血化瘀；蜈蚣、水蛭走窜通络；甘草调和诸药。全方共奏疏肝解郁、活血化瘀通络之功。

（2）清热利湿，活血化瘀通络：多见于中青年患者，阳痿伴见阴囊潮湿，瘙痒，胸胁胀痛，厌食，腹胀，口苦泛恶，大便不调，小便短赤，肢体困倦，舌质红，苔黄腻，脉滑数。方用龙胆泻肝汤加味。常用药物：

龙胆草 15g，柴胡 10g，黄芩 15g，栀子 6g，泽泻 15g，车前子 15g，蛇床子 15g，当归 15g，郁金 10g，三七 6g，蜈蚣 3g，水蛭 10g，甘草 6g。龙胆草、泽泻、车前子、栀子清利湿热；蛇床子燥湿以助阳；柴胡、当归、郁金、三七、蜈蚣、水蛭疏肝活血通络；甘草调和诸药。全方共奏清热利湿、活血化瘀通络之功。

（3）温肾助阳，活血化瘀通络：多见于老年患者，阳痿伴见面色㿠白或黧黑，头晕耳鸣，精神萎靡，腰膝酸软或疼痛，畏寒怕冷，或肢冷以下肢为甚，大便久泻不止，或完谷不化，或五更泻，浮肿腰以下甚，按之不起。舌淡胖，苔白，脉沉细。方用右归丸加减。常用药物：淫羊藿 30g，巴戟天 20g，菟丝子 20g，杜仲 15g，肉桂 6g，黑附子 10g，熟地黄 20g，山茱萸 20g，枸杞子 15g，女贞子 15g，党参 20g，白术 15g，三七 6g，当归 15g，土鳖虫 10g，地龙 15g，甘草 6g。淫羊藿、巴戟天、菟丝子、杜仲、肉桂、黑附子温补命门之火；熟地黄、山茱萸、枸杞子、女贞子滋阴益肾补肝，取"善补阳者，必于阴中求阳"之意；党参、白术健脾益气，以助生化之源；三七、当归、土鳖虫、地龙活血化瘀通络；甘草调和诸药。全方共奏温肾助阳、活血化瘀通络之功。

（4）养阴清热，活血化瘀通络：阳痿伴见腰膝酸软，眩晕耳鸣，失眠多梦，遗精，形体消瘦，潮热盗汗，五心烦热，咽干颧红，溲黄便干，舌红少津，脉细数。方用左归丸加减，常用药物：熟地黄 20g，枸杞子 15g，山茱萸 15g，女贞子 15g，桑椹 15g，菟丝子 15g，川牛膝 15g，郁金 15g，丹参 15g，水蛭 10g，蜈蚣 3g，牡丹皮 15g。熟地黄、枸杞子、山茱萸、女贞子、桑椹养阴清热；菟丝子温肾助阳，取阳中求阴之意；郁金、丹参、水蛭、蜈蚣、牡丹皮活血化瘀通络兼以清热。全方共奏养阴清热、活血化瘀通络之功。

（二）阳痿从风论治

1. 阳痿的病因病机概述　阳痿，又称"阴痿""筋痿"。古代多数医家把阳痿责之于肾，对阳痿病因病机的认识多归于肾阴虚、肾阳虚或肾阴阳两虚，从肾论治。《景岳全书》云："凡男子阳痿不起，多由命门火衰，精气虚冷……火衰者十居七八，而火盛者仅有之耳。"巢元方《诸病源候论·虚劳病诸候下》云："肾主精，髓开窍于阴，今阴虚阳弱，血气不能相荣，故使阴冷也。久不已，则阴痿弱是也。"但是，随着社会的发展，生活工作方式的转变，饮食结构的调整，以及中医学对阳痿的深入研究与认识，目前中医学认为阳痿的病位在肾，但与心、脾、肝等脏密切相关，其病机为肾虚、湿热、肝郁、血瘀等。据研究显示，肾虚已不是当今阳痿的主要病机，情志变化成为当今阳痿主要发病学基础。许多科研中心的临床试验表明，阳痿最基本的病理变化是肝郁、肾虚、血瘀，其中肝郁是主要的病理特点，肾虚是主要的病理趋势，血瘀是最终的病理走向，肝郁、血瘀病机贯穿阳痿始终。在中国经济快速发展的过程中，人们面对着越来越多与越来越大的压力，人们的情志也开始受到各个方面的影响导致变化多端。情志的急剧变化及长期的不良情绪皆可导致阳痿的发生，而阳痿的出现又会进一步加重患者焦虑、抑郁等不良情绪的程度。另外，阴茎在气的推动下受血而振奋，阳兴用事，若气血运行障碍，则阴茎血少而难充，或真阳难达阴茎以致其势难举。而且湿热、肝郁、肾虚等病机皆可在疾病的过程中导致血瘀病机的出现。因此，肝郁血瘀是现代阳痿的病机特点，并贯穿疾病始终。

2. 中医"风"的理论概述 中医"风"的概念非常广泛，包含多种完全不同的理论概念，但是常见的为外风与内风。外风是自然界流动之气发生变化而生成的风邪，为外感六淫之一；内风主要是机体内部的病理变化所导致的风自内生，亦即机体内部的气血阴阳运行失常。历代医家在《内经》等的基础上，根据临床实践经验及疾病的发展演变特点不断发展着风邪致病的理论，风证理论经历了从外风到内风，由浅入深，从初步认识、不断发展到逐步完善的过程。"内风"，又称肝风、肝风内动、风气内动，是机体阳气亢逆变动而形成的一类病理表现。临床上凡出现动摇、眩晕、震颤、抽搐等症状者，即可概括为"风气内动"。内风所涉及的病证范围很广，现代临床常见的脑血管意外、脑动脉硬化症、高血压脑病、癫痫病、震颤麻痹综合征等多属于中医内风证，中医称之为中风、眩晕、痫证、颤证等。在传统中医基础理论中，对"风气内动"

的成因大多概括为"肝阳化风""热极生风""阴虚生风""血虚生风"及现代中医理论发展出来的"瘀血生风"等。无论外风或内风,都具有风邪的性质及致病特点:①轻扬开泄。风为阳邪,具有向上向外、升发开泄的特性。②善行而数变。即风邪致病多有病位游移不定、变化迅速多端的特点。③风为百病之长,易兼夹他邪致病。④风性主动。风邪致病会导致人体出现身形动摇的特点。

3. 阳痿与"风"的联系 中风是指临床上以突然的昏倒,意识丧失,伴发口角喎斜、语言不利而出现半身不遂为主要症状的一类疾病。狭义的概念主要指西医学的脑梗死、脑出血等脑血管病变。随着对脑中风病因病机的不断研究与深入的认识,发现血瘀病机是其终极病机并贯穿疾病的始终。而临床实践中发现心血管疾病因血栓阻塞形成导致血液循环受阻的疾病,与脑中风病因病机及临床表现相似,也属中风的范畴。而阳痿的终极病机就是血瘀,现代研究显示阳痿主要是由于阴茎海绵体血液灌注不足,阴茎局部血液循环障碍导致阴茎萎软不起。另外,阳痿多起病突然,与情绪波动密切相关,时好时坏,符合"风善行而数变"的特性,因此,李海松教授提出了"阴茎中风"的概念。阴茎中风的病因病机主要为血瘀生风、络风内动、肝郁化热生风。

(1)血瘀生风:阳痿基本病机可以概括为肝郁、肾虚、湿热、血瘀,其中血瘀在阳痿的发病中占有很重要的地位,是其最终的病理趋势。而且肝郁、肾虚、湿热等引起的阳痿在疾病进展过程中也可导致血瘀病机的出现。肝郁气滞,运行不畅而致血行不畅,或气郁化火,或耗伤阴血,形成瘀血;湿热内生下注,或感受湿热之邪,内阻中焦,宗筋失养而受灼,下焦气化不利成瘀;肾虚则肾阳无力推动血液运行,则脉道涩滞而成血瘀。据现代研究表明,阳痿发生的病理基础与血管内皮功能紊乱密切相关,冠状动脉粥样硬化、糖尿病等引起的阳痿皆是通过影响血管内皮功能而导致的。而血管内皮功能紊乱从中医理论来说,即血瘀的病理变化。因此,血瘀是阳痿重要的病机,并贯穿疾病的始终,而中风的病理基础即为血瘀。瘀血既是病理产物,又是致病因素。瘀血可以发生在人体的任何部位,当其出现于阴茎部位时,当瘀血加重到阻塞经络,使筋脉失养,影响筋脉功能时，即可产生内风，即阴茎中风。因此，血瘀生风的根本病机在于血液阻滞，阻塞脉络，使筋脉失养，挛急刚劲。

（2）络风内动：络病理论由清代叶天士提出，即"经主气，络主血""初为气结在经，久则血伤入络"。阳痿与络病密切相关又有许多相似之处。在生理方面，络脉具有气血运行缓慢、面性弥散、末端连通、双向流动的特点。阴茎动脉血管非常细，尤其是阴茎疲软时血流更为缓慢，容易出现循环障碍。络脉又有满溢贯注的特点，阴茎勃起时血液涌入海绵体，维持阴茎的勃起状态。在病理变化方面，络脉具有易滞易瘀、易入难出、易积成形的病理特点，而阳痿终极病理趋势为血瘀，血瘀循环受阻，进而导致络脉瘀滞、空虚，进展为络病。因此，李海松教授等提出阳痿从络论治，认为络脉瘀阻是阳痿发生、发展的关键环节。若遇诱因触动，如情绪过度波动、劳累过度、饮食不节、烟酒过度等不良诱因，可导致气化失常、气血逆乱，破坏机体生理状态下的相对平衡，加之肝郁化热，炼津为痰，阻塞络脉；肾阳虚，无力推动气血运行而致络脉瘀阻；湿热困脾，内生痰湿，湿阻气机，气血运行障碍而生痰瘀，阻滞络脉；血瘀进一步加重瘀血形成，影响到阴茎络脉系统，导致络脉瘀阻程度加重，引发络脉痉挛而出现络风内动。

（3）肝郁化热生风：现代研究表明，过久的焦虑、抑郁等不良精神刺激可导致大脑皮质、皮质下高级中枢及脊髓低级中枢功能紊乱，失去正常整合、协调作用，大脑皮质对性兴奋抑制加强，导致男性性激素水平下降，引起性欲减退及勃起功能障碍。而出现阳痿的患者又常常伴有抑郁和自尊心的下降，如此反过来又加重了勃起功能障碍。而正常的勃起功能和健康的生活是密切相关的，阳痿既明显影响患者生活质量，又影响配偶的生活质量，因此，阳痿患者普遍存在心理压力大、性自信下降、焦虑抑郁等精神障碍的表现。所以，肝郁是阳痿发生、发展过程中的关键病机。阳痿患者由于肝郁贯穿疾病始终，多会出现肝郁日久化热，耗伤肝肾之阴，以致阴虚阳亢，水不涵木，浮阳不潜，久之则阳愈浮而阴愈亏，终致阴不制阳，肝之阳气升而无制，亢而化风。因此，肝郁化热生风的根本病机在于热耗津液，阴虚阳亢，阴不制阳而致肝风内动。

4. 活血祛风为阳痿基本治则　南宋陈自明《妇人大全良方·卷三·贼风偏枯方论》中云："贼风偏枯者，是体偏虚受风，风客于半身也……夫偏枯者，其状半身不遂，肌肉枯瘦，骨间疼痛。"古人有云："医风先医血，血行风自灭是也。"治之先宜养血，然后祛风，无不愈者。后朱丹溪为突出治疗学上的观点，把"医"字改为"治"字，遂成"治风先治血，血行风自灭"。"风"非内风，亦非外风，而是指身体偏枯之中风病；"血"是指瘀血，瘀血得除，经络畅通，中风病自然就会痊愈。阳痿为阴茎痿而不用，与中风病的病机类似，其基本病机为血瘀。因此阳痿的基本治则亦应该"治风先治血，血行风自灭"，以活血祛风贯穿治疗始终，再根据不同的临床症状表现辨证论治。

（1）疏肝解郁，活血祛风：多见于中青年患者，此类患者的情志因素在病程中起重要作用，或因情志的急剧或长期波动，如长期的焦虑、抑郁状态等而导致阳痿；或因突发的阳痿，导致情志的急剧变化而出现焦虑、抑郁等情志障碍。临床表现为勃起功能时好时坏，受情志影响明显，伴见情绪抑郁或烦躁易怒、胁肋胀闷、口干口苦、食少便溏、苔薄、脉弦等。此类患者以情志变化为突出表现，故治疗时应以疏肝解郁为主，兼以活血祛风。方用逍遥散加减。常用药物：柴胡 10g，白芍 20g，当归 20g，炒蒺藜 30g，川牛膝 15g，青皮 10g，郁金 10g，丹参 20g，全蝎 3g，蜈蚣 3g，露蜂房 10g 等。柴胡、白芍相配，一散一收，使肝气得疏，肝血得补，为解肝郁之主药；青皮、郁金、炒蒺藜疏肝行气；当归养血活血；丹参、川牛膝活血化瘀；全蝎、蜈蚣、露蜂房祛风通络。全方共奏疏肝解郁、活血祛风之功。

（2）清热利湿，活血祛风：多见于中青年患者，此类患者偏食辛辣刺激食物，常有吸烟、饮酒史。辛辣刺激食物及烟酒等易致体内生湿，湿阻气机，郁而化热，导致湿热内生。临床表现为阳痿，伴见阴囊潮湿，瘙痒，食欲不振，腹胀，小便混浊，偶有滴白，肢体困倦，舌质红，苔黄腻，脉滑数。此类患者多见于湿热体质，故治疗时应以清热利湿为主，兼以活血祛风。方用龙胆泻肝汤加减。常用药物：龙胆草 6g，茯苓 15g，栀子 10g，泽泻 15g，车前子 20g，土茯苓 30g，当归 20g，郁金 10g，川

31

牛膝 15g，丹参 20g，露蜂房 10g，蛇床子 15g。龙胆草、茯苓、栀子、泽泻、车前子、土茯苓清热利湿；川牛膝利湿清热活血；当归、郁金、丹参活血化瘀；蛇床子、露蜂房祛风燥湿。全方共奏清热利湿、活血祛风之功。

（3）补肾壮阳，活血祛风：多见于中老年患者，年龄是阳痿发生的相关性较强的危险因素，而从中医来说，男性从"五八肾气衰，发坠齿槁"开始出现生理性肾虚。因此，当此类患者出现阳痿时多伴有肾虚的表现。临床表现为阳痿伴见头晕耳鸣，精力体力下降，易疲乏，腰膝酸软或疼痛，畏寒怕冷，或肢冷以下肢为甚，舌淡胖，苔白，脉沉细。此类患者肾虚表现明显，治疗时应补肾壮阳，活血祛风。方用右归丸加减。常用药物：淫羊藿 30g，巴戟天 20g，山萸肉 10g，枸杞子 30g，肉桂 6g，鹿角胶 10g，菟丝子 30g，杜仲 15g，当归 20g，三七 3g，蜈蚣 3g，全蝎 3g，土鳖虫 15g，黄芪 30g，白术 15g 等。淫羊藿、巴戟天、菟丝子、杜仲、肉桂温补命门之火；山茱萸、枸杞子滋阴益肾补肝，取"善补阳者，必于阴中求阳"之意；黄芪、白术健脾益气，以助生化之源；当归、三七、蜈蚣、土鳖虫活血化瘀，全蝎祛风通络。全方共奏补肾壮阳、活血祛风之功。

（4）化瘀通络，活血祛风：多见于中老年患者，或可伴有动脉粥样硬化等心脑血管疾病或糖尿病。临床表现为阳痿伴肢体活动不利，小腹等部位疼痛不适，或伴有心脑血管病、糖尿病等，舌质紫暗或有瘀斑瘀点，脉涩。此类患者的病机在血瘀的基础上进一步发展为络脉瘀阻，因此临床治疗应该以活血祛风、化瘀通络为主。方用补阳还五汤加减。常用药物：黄芪 30g，当归 20g，地龙 10g，赤芍 15g，川芎 12g，红花 6g，三七 3g，蜈蚣 3g，水蛭 10g，全蝎 3g 等。黄芪健脾益气，当归养血活血，赤芍、川芎、红花、三七活血化瘀，地龙、蜈蚣、水蛭、全蝎活血通络祛风。全方共奏活血祛风、化瘀通络之功。

（三）阴茎中风理论

阳痿即西医学的男性勃起功能障碍，是指阴茎不能持续获得或维持

32

充分的勃起以完成满意的性交，病程持续至少 6 个月以上。本病属于中医"阴痿""筋痿""不起""阳不举""阴器不用"等范畴。明代医家张景岳在《景岳全书·杂证谟》中最先使用"阳痿"病名，并将阳痿作为一个独立的病证列出。

李海松教授在临床诊疗过程中发现，阳痿表现出的阴茎痿软不起、痿而不用的"不遂"症状与中风类疾病中肢体痿废不用相似，而其与中风病的主要病机均为"血瘀"。基于此，提出了阴茎中风学说，并将其归类于内风中的"中经络""络风内动"证，同时在临床上运用"活血通络，化瘀息风"的思路治疗阳痿。

之所以说阴茎因"中风"而致痿，是因为阳痿在临床表现、病因病机、现代研究及治疗策略上与"中风"都有相似之处。并且"阴茎中风"常先于"脑中风"和"心脏中风"而发生，勃起功能的减退往往是男性发生心、脑中风的先兆。

1. 中风与阳痿的临床表现 中风是以猝然昏仆、不省人事、半身不遂、口眼㖞斜、语言不利为主症的病证，病轻者可无昏仆而仅见半身不遂及口眼㖞斜等症状。其基本特点是"不遂"的症状较为突出，发病突然，猝不及防。本病多指西医学中的脑梗死、脑出血等脑血管病变。临床研究显示，中风病好发于 40 岁以上的中老年人群，其中高发年龄段为 51 ～ 60 岁。中风分为中脏腑和中经络，中脏腑与中经络以意识状态为区别点。

阳痿的临床表现依据不同程度也可概括为"阴茎痿弱不起，临房举而不坚，坚挺不能持久"等"不遂"症状，从而难以完成性生活，这与中风类疾病中肢体痿废不用相似，属于中风中经络范畴。此外，阳痿多起病突然，与情绪波动密切相关，时好时坏，符合"风善行而数变"的特性。发病年龄上，阳痿虽可发生在任何年龄段，但其高发年龄多在 50 岁以上，占发病人群的 90%，此时男性进入更年期阶段，性腺结构和功能出现由盛至衰的变化。由此可见，阴茎中风既在临床表现上与脑中风相似，

经常自慰能阳痿吗

33

也在整体发病年龄上与脑中风有明显重叠，可以说对中老年男性而言，阴茎中风的发生对预防脑中风有着更加明确的意义。

2. 中风与阳痿的中医病因病机

（1）中风的病机转化：历代医家对中风的病机多有阐述，唐宋以前多以"外风"立论，主张"内虚邪中"之说；及至金元时期，各流派医家对中风病机的整体认识发生转变，认为"中风非外邪所致，而重在内因"，病因总结起来不外"风、火、痰、气、瘀、虚"六端，而其病机则是肝肾阴虚，风气内动。现代众多学者认为，单纯的肝肾阴虚并不能直接导致中风，只有当肝肾阴虚影响到精、气、血的生化及运行而致血瘀时，才会出现瘀血阻滞脑络，加之外邪所侵，终致卒中。因此，有学者提出"瘀血生风"假说，认为血瘀证候是中风的重要类型。"中风的主要病机是瘀血内阻于脑，并且贯穿于中风整个病程中。"目前在临床上治疗各种内风病证时亦常用活血化瘀之法。

（2）阳痿的病机转化：本病的病机转化与中风类似。古代医家多认为阳痿的病因与肾密切相关，病机主要是肾虚不能濡养，辨证上多分为肾阳虚、肾阴虚或肾阴阳两虚等证型，治疗上多以补肾壮阳、滋阴填精药为主。如巢元方的《诸病源候论》曰："肾主精，髓开窍于阴，今阴虚阳弱，血气不能相荣，故使阴冷也，久不已，则阴痿弱是也。"《景岳全书》曰："凡男子阳痿不起，多由命门火衰，精气虚冷……火衰者十居七八，而火盛者仅有之耳。"

随着社会的发展，工作方式的改变，饮食结构的调整，对阳痿的诊治也由"从肾论治"为中心转变为"从肝肾论治""从心论治""从络论治""从风论治"等多方面的综合论治。因此，目前主要认为阳痿的病位在肾，但与心、肝、脾等脏密切相关，其病机除肾虚外，还包括肝郁、湿热、血瘀等证型，其中情志变化是当今阳痿主要发病学基础，而血瘀是阳痿的病理趋势。由于肝郁、痰浊、湿热、肾虚等因素都可以导致阴茎气血运行不畅，甚或瘀血阻滞于阴茎脉络，阴茎失去血液濡养则难以奋起；气滞血瘀，既可阻塞阳道，使其不通，又可阻碍血液的运行与化生，瘀阻日久则诱发"络风内动"，出现宗筋所欲不遂，勃起不坚，时好时坏，终成阳痿之证，因此，血瘀可以看作阳痿的主要病机，并且贯穿于整个疾病始终。历代医家对此亦有较为详细的论述，如《张聿青医案·阳痿》曰："阳痿皆因经络之中，无形之气、有形之血不能宣畅流布。"《证治概要》曰："阴茎以筋为体，依赖气血的涌动，而后自强

阳痿和早泄的区别

劲有力……若气血运行障碍，则阴茎血少而难充，或真阳难达阴茎，以致其势难举。"指出了阴茎以筋脉为体、气血为用的特点，正常的勃起有赖于气血的充盛，若气血不畅，瘀滞脉中，则发为阳痿。

由此可见，"阴茎中风"与"脑中风"在中医病机学上均以"血瘀"为主要病机，并贯穿疾病的始终。故可以认为"阴茎中风"与"脑中风"本质相同，但部位不同，结合其临床表现多见宗筋痿废不用，有"不遂"之症而未致神志变化，故当属于内风之"风中经络"证。

3. 中风与阳痿发病机理的现代研究

（1）血管内皮功能障碍：西医学认为，血管内皮能够合成和释放多种血管活性物质，维持血管活性与平滑肌功能，病理状态下内皮的保护性机制减弱或消失，收缩因子占优势，血管平滑肌对这些因子的反应性发生改变，这在心肌缺血、动脉粥样硬化、高血压、脑缺血的发生中占重要地位，也是脑缺血急性发作和加重的重要因素。

阳痿发生的病理基础与血管内皮功能紊乱受损密切相关，冠状动脉粥样硬化、糖尿病等皆是通过影响血管内皮功能而导致阳痿的，而通过改善血管内皮功能的治疗方法能够改善阴茎勃起功能。相关研究发现，阴茎血管内皮损伤引起的一氧化氮减少、利用率降低是引起阳痿的常见因素。可见血管内皮功能在勃起过程中起着重要作用，内皮功能障碍存在于不同程度的阳痿患者中。

同时大量研究表明，中医的血瘀证与血管内皮损伤有密切关系，并指出血管内皮功能紊乱即是血瘀的病理变化。上述研究反映出血管内皮损伤后引起的反应是诱发瘀血阻络的本质，其不仅是脑中风、"心脏中风"的致病因素和病理产物，同时也是阳痿发生的重要病理基础。

此外，许多导致血管内皮损伤的诱因，诸如高血压、糖尿病、高脂

第二章 关于男科疾病的理论创新

血症等多种疾病，以及过量吸烟、缺乏运动等不良生活方式都是阳痿与心脑血管疾病的共同危险因素。有研究者认为阳痿是无特征性临床表现的血管疾病的早期症状之一。上述研究与"阴茎中风"先于"心、脑中风"发生的理念不谋而合，也明确了两者的内在联系。

（2）血管生理因素：阴茎本身有着丰富的血管结构，在勃起的过程中海绵体血管扩张，血液进入海绵体并在海绵体内储存。阳痿发生的主要原因是由于阴茎海绵体血液灌注不足，阴茎局部血液循环障碍。由于不同组织器官的血管内径在生理上有着明显区别，如阴茎海绵体动脉的平均直径为 1～2mm，脑动脉为 2～3mm，冠状动脉为 3～4mm，颈动脉为 5～6mm，因此，血管内皮功能紊乱往往首先发生在较细的动脉血管。而动脉斑块形成后，往往也最先阻碍较细的动脉血流。当海绵体动脉发生粥样硬化，阻碍血液灌注造成"阳痿"时，脑动脉和冠状动脉很可能处在代偿期，动脉粥样硬化对血流的影响尚未造成脑和心脏出现相应的临床表现，正是心脑血管疾病的隐匿期。因此，阴茎中风学说的理论意义在于预示机体存在心脑血管疾病发生的倾向。

4. 治疗策略　目前多数医家治疗中风均以活血化瘀为根本治法，认为瘀血得除，经络畅通，其风自灭，中风病就会向愈。因此，活血化瘀法在治疗中风时应用愈早愈好，否则瘀滞时间愈长，其周围脑组织受损愈严重，功能恢复就愈困难，活血化瘀应当成为治疗的主线。

临床上治疗阳痿与治疗心、脑中风十分相似，两者皆以瘀血阻络为发病的主要病机，并贯穿疾病始终。朱凌云曾观察 92 例阳痿患者的治疗情况，结果表明，在分型论治基础上加入活血化瘀药确可提高疗效。我们在治疗阳痿过程中遵循"治风先治血，血行风自灭"的原则，以活血通络、化瘀息风为基本治法，同时根据临床表现随证加减，以求谨守病机，知常达变，知犯何逆，随证治之，取得了显著的疗效。提示从瘀论治、从络论治是治疗阳痿的根本大法，能从本质上改善阴茎勃起功能。

综上所述，阴茎中风学说是通过大量临床实践总结出来的较为完整的理论依据与治疗策略。从证候表现、病因

阳痿的最佳治疗
方法有哪些

36

病机、现代研究、治疗方法等多角度阐明了阳痿与心、脑中风的本质相同而表现部位各异。指出血瘀状态为阳痿的主要病机，贯穿于疾病始终，同时也是中风的根本病机。治疗策略上当以活血通络、化瘀息风为基本治法，贯穿治疗始终，根据临床上不同证候表现随证加减。该学说改变了前人在阳痿治疗上补肾壮阳的思维定式，为临床上提高疗效提供了新的思维模式。

阴茎也会"中风"吗？是怎么回事儿

三、男性不育症理论创新

（一）辨治理论

阴平阳秘是人体阴阳平衡的健康状态，各种疾病的发生是人体阴阳气血失衡的结果。男性不育症患者生育能力下降，宏观可表现为各种临床症状、体征，微观表现为精液质、量等辅助检查指标的改变，在中医理论看来，宏观、微观变化同样是阴阳失衡的结果。如何把握不育患者阴阳失衡的本质，制订正确的治疗方案，把握用药原则及分寸，是提高临床疗效的关键。李海松教授提出在男性不育症的治疗上，主要强调"调和阴阳"。

1. 强调微观辨证与宏观辨证结合，把握微观辨证中的阴阳平衡 西医学诊断男性不育症以男女正常性生活 12 个月以上，由于男方因素未使女方怀孕的病史为主要依据，配合精液常规或计算机辅助精液分析、内分泌、免疫学、细胞遗传学和病理学检查等来辅助分类诊断；中医传统诊断则以症状特点及舌脉等特殊查体为主要诊断手段。将现代科学技术成果纳入中医辨证体系，同时注意患者细微的体征变化，是提高辨证辨病水平、增强临床疗效的有力途径。

临证应十分注意对患者原有就诊资料的搜集及西医学辅助检查措施的运用，同时注意对患者整体状况的辨识，尤其注意专科查体过程中的细微改变，善于为无证可辨的"无症状型"不育症患者寻找治疗依据。

临床无"症状"的患者，只是其表现形式及特点过于细微或隐蔽，未被患者自身、当前的医疗手段及学术思想所认识而已，西医学范畴的"特发性不育"正是如此。临证之时，首先不可忽视任何细微阳性体征及辅助检查的改变，应将其合理纳入辨证体系，为辨证用药提供依据。例如从生理角度讲，生殖系统位于阴位，精液属水为阴，然而精液常规中，精液量的多少、精子数量、精液的液化与否等主要与阴津相关，为阴中之阴；而精子活动力、成活率等则主要与肾气相通，属阴中之阳。只有阴阳协调才会使精液总量、精子数量、精液液化正常，而同时精子质量与活力、功能才能正常。病理方面，暴饮暴食、过食肥甘厚味、偏嗜烟酒等，生活过于安逸、痰湿积蓄、蕴而化热的人群常因不育而就诊，患者可无明显自觉症状，但查体或见阴囊潮湿，或附睾、精索轻度肿大触痛等，辅助检查多可见精液或前列腺液白细胞增多，或者表现为精液不液化、少精、死精、精子活动力差等。从西医学看来多为感染性或免疫性因素导致不育，从症状学来说，中医传统理论体系中并无相关理论依据。我们认为精液、前列腺液中白细胞增多属微观环境下的湿热之征，此类患者可诊断为湿热瘀阻导致的阴阳失调，给予清利湿热辅以行气活血治疗多可见效。如此推理，各种辅助检查结果都可为中医辨证用药提供依据，从而为提高疗效确立基础，同时弥补了中医望闻问切等诊断手段的不足。

2. 合理用药，强调"微调阴阳" 治疗不育症，用药要注意寒热温凉搭配，强调攻补兼施。不育患者或为先天不足，或为后天失养，或为邪气久恋，就诊之时多寒热错杂，虚实相兼，仓促难于着手。倘一味求功，或大剂寒凉之品，或重兵温补，可求功于一时，反遗患于长久。临床观察，用药一味寒凉者，多致精子活率及活动力下降；单纯温补者，精子活力一时上升，久则再次下降，且精液量减少，黏度增大，甚则难以液化，精液黏滞而精子难展活泼灵动之性。阴阳互生、互长、互根、互用为中医根本之理，寒凉太过则伤阳，阳气主升主动，精子活动力属阳气温煦之果，故过用寒凉者多致精子活率、活力低下；反之过用温补则阴伤，阴津不足则无以濡润，故精液黏滞甚至难以液化。例如由于阴虚导致精液不液化的不育症患者，长期大量应用滋阴清热之品，可以使精液液化，但如不给予适当配伍生精温养之品，在液化的同时多会发生精子数量、活率、活力下降。因此，不育症患者须注意用药不宜寒热太过，温阳不用过于温燥的附子、干姜，清热罕选过于苦寒的栀子等，应以微调为主，强调缓以图功，攻补兼施，调和阴阳。

3. 剂型适当，中西合璧　不育之症，疗程较长，如何提高患者顺应性，使患者坚持用药，是取得疗效的关键环节之一。接诊初期，应以汤剂为主，探其虚实，把握病机，之后则以丸药（成药）为主，缓以图治。汤者荡也，丸者缓也。不育症疗程长，患者就诊间隔多长达一个月，汤药力大，如补益太过有助邪之患，攻之太甚则有伤正之忧。因此分清病机的轻重缓急，方可合理选用方药，并以合适的剂型来取得最好的疗效。另外，对于西医诊断明确、有确定疗效的治疗方案可通过中西药物的合理搭配，达到互相协调、增强疗效、减轻副作用的目的。例如感染性不育症患者，首先以病原学为依据合理选用抗生素，但从抗生素长期应用伤及精子数量、活力、活率的特点考虑，当属于苦寒之性，于合理时机适当加入少量温肾填精之品，从而可减轻甚至抵消其副作用，提高疗效。

4. 注重夫妻同调，平衡阴阳　阳无阴不生，阴无阳不长。男女双方共同组成完整的生殖单位。男女两性的偏盛与不足均可影响孕育，也可相互补充对方轻度的异常，而单纯男性健康或单纯女性健康，甚至男女双方均健康而双方体质不合者，均难于孕育。临床上常见男性精液常规较差而孕育者，也常见男女双方均正常而不育的所谓"特发性不育"。因此，不育的治疗不仅要对男性生理疾患进行调理，同时注意对双方生理、心理状况的调整，建议女方进行合理检查用药，使整个"生殖单位"达到阴阳平衡的协调状态，从而显著提高临床疗效。

男性不育症是临床多发病，在男性不育症治疗中，西为中用，充分发挥两种理论体系优点，从微观到宏观，从诊断到治疗，从选方用药到剂型选择，从单纯男性患者自身到男女共同组成的"生殖单位"，强调多层次、多角度的"阴阳调和"，可提高疗效，为治疗男性不育的良好方法。

（二）辨治模式

随着中医学在现代的发展，对男性生殖理论的不断探索和完善，以及临床实践经验的不断总结，传统的单一的辨证论治已经无法满足临床的需要，亟须探索一种新的中医辨治男性不育症的模式。李海松教授结合大量现有的中医辨治方法及临床实践，将男性不育症的中医辨治模式总结为以辨证论治为核心，以辨病论治为前提，重视微观辨证之辨精论治，兼顾辨体质论治，无证可辨者从虚从瘀论治。

1. 辨证论治　中医学认为男性不育症与肾、心、肝、脾等脏有关，而其中与肾脏关系最为密切。肾藏精，主生殖，肾精的盛衰直接决定人体的生长、发育及生殖机能，因此肾精亏虚是造成不育症的根本病机。脾失健运，痰湿内生，郁久化热，阻遏命门之火，而致不育；肝主疏泄，情志不舒，肝气郁结，疏泄无权，而致肾精藏泄无度，造成不育；湿热、肝郁导致机体气机受阻，气血运行不畅而导致血瘀，血瘀则阻滞精道，肾精化源不足而致不育，因此肝郁、湿热、血瘀是男性不育症的基本病机。临床辨证论治、对证施药是治疗的关键，但是临床中普遍存在对男性不育症病理实质认识不足的问题，导致只治其标而未及其本。中医学认为：肾藏精，主生殖。肾藏精，是指肾对精具有储存、封藏、闭藏的功能，调控精在人体中的作用，主持先天胚胎形成和后天生长、发育、生殖，并防止精的无故妄泻和消耗。肾精来源于先天，充养于后天，受五脏六腑之精而藏之。据最新研究显示：干细胞具先天之精属性，是肾所藏先天之精在细胞层次的存在形式，而肾藏精主要通过对神经－内分泌－免疫网络（NEI 网络）的调控作用，发挥其主生殖的重要功能。因此，男性不育症的实质即为肾虚，而单纯的湿热、血瘀、肝郁等病机也是在影响到肾藏精功能的基础之上才可导致男性不育。因此男性不育症的病机应该是以肾虚为本，湿热、血瘀、肝郁等为标，即本虚标实。所以男性不育症的治疗应该在补肾的基础上辨证论治，辨明以肾虚为主，还是兼以肝郁、血瘀、湿热等实邪之标，然后在补肾的基础上兼以疏肝解郁、活血化瘀、清热利湿等治法。

2. 辨病论治 中医学的核心为辨证论治和整体观念，辨病论治的观念较弱。随着西医学水平及诊疗手段的提高，辨病论治的重要性开始受到重视，明确诊断也成为中医学的重要内容。男性不育症的概念很简单，但是其包含有不同病因及不同临床表现的多种不育症类型，像弱精子症、少精子症、无精子症、克氏综合征等，而不同的不育症类型其治疗方法、预后等完全不同，因此明确是哪一种不育症类型非常重要。中医传统的诊断方法为望闻问切，至今其仍为临床收集病情资料，作为诊断依据的重要方法。而快速发展的现代诊断技术，能够收集机体客观的病变资料，可以更加明确地诊断与鉴别疾病，所以其也应该作为中医医生诊断疾病的重要工具。在临床中男性不育症的治疗前提是明确诊断及辨明不育症类型。计算机辅助精子分析技术、精浆生化、生殖系统超声、血清性激素检测、染色体检测等现代辅助检查手段已广泛应用于男性不育症的临床诊断中，根据现有的检查手段，尽可能明确男性不育症的类型，在此基础上尽可能找到不育的病因，从而更有针对性地制订治疗方案。例如无精子症，明确病因是首要的。无精子症有梗阻性与非梗阻性，非梗阻性又包括遗传异常型、内分泌异常型、原因不明等，对于不同的病因，其治疗方案的选择、是否具有尝试治疗的意义、治疗预期效果等完全不一样。因此，男性不育症辨病治疗意义重大。

辨证与辨病相结合是现阶段男性不育症中医诊断的特色。辨证是传统中医诊断理论的核心内容，其从宏观上解释了疾病的本质所在。辨证是对疾病发展过程中某一阶段病理概括的认识过程，而辨病是通过临床所表现出的症状和体征，在现代实验检查技术辅助下，全面综合分析疾病全貌，并对疾病做出病名诊断的过程。因此，对于男性不育应当灵活运用现代检测方法深入进行研究，准确进行辨病，发现不同的病因及各种生理病理改变，然后依照传统中医诊断理论辨证，病证结合，提出针对性治疗，避免男性不育治疗过程中的盲目性。

3. 辨精论治 随着现代诊断技术的不断发展，医学从宏观进入了微观时代。计算机辅助精子分析技术使男性不育症的诊断进入了微观，而现代中医学在对男性不育症患者进行宏观辨证的同时也发展了微观辨证，即辨精论治。计算机辅助精子分析技术可以客观显示出评价男性精子质量的多种参数，如精子活动力、精子浓度、液化状态、精子形态等，这些不同的精子参数反映了不同的生殖意义，因此对于不同的精子参数异常，其治疗方法也有差异。虽然补肾法是男性不育症的根本治则，但是精子质量可以从微观上反映出中医证候，因此微观辨证之辨精论治使男性不育症的中医辨证论治更有针对性。而不同的精子参数异常，其微观病机完全不同。精子活动力低以肾虚为主，精子浓度低则伴有血瘀，精子异常形态比例高则伴有湿热、血瘀，精液不液化以湿热、血瘀为主，精浆白细胞高提示伴有湿热。因此根据精子质量的客观表现，在微观之下辨精论治可以更有针对性地辨证施药，有效提高临床疗效。

4. 辨体质论治 体质是人体在遗传性和获得性基础上表现出来的人体形态结构、生理功能和心理因素的综合的、相对稳定的特征。在人体生理机制和功能活动中，体质与发病病因、疾病的病理改变、病变的轻重、治疗疾病的基础等都有着密不可分的关系。而对不同体质的人施以不同的治法，即辨体质论治，也是中医辨证论治和整体观念的重要体现。

中医学认为体质因素是致病的内因，致病因素是外因，由于体质因素的不同，同一致病因素在不同体质的人中表现出不同性质的证候，而体质因素又制约着证候的转归与传变。因此，男性不育症的治疗在辨证论治的同时，也需兼顾辨体质论治，尤其对于无明显临床症状表现的男性不育症患者意义重大。如形体肥胖、嗜食肥甘、胸闷脘痞、身重发沉、困倦、舌胖大等为痰湿体质，应注意健脾化痰利湿；易汗出、疲乏、易外感等为气虚体质，应注意益气固本；形体多消瘦、心烦、手足心热、口燥咽干、便干燥、舌红苔少而干等为阴虚体质，应注意滋阴降火；四肢不温、喜暖怕凉、便溏、尿清长等为阳虚体质，应注意温补脾肾等。体质的形成虽与环境密切相关，但主要受先天因素影响，所以体质只能改善而不能改变，临床也是在辨证论治的同时兼以体质辨证，适度改善体质，以更好地提高临床疗效。

5. 无证可辨者从虚从瘀论治　　男性不育症患者在临床表现中与其他疾病有一个明显的区别，即多数疾病以临床异常症状表现而就诊治疗，而男性不育症患者以备孕多时无果为就诊主要原因，且多数患者并无明显的临床异常症状表现。因此对于无证可辨的男性不育症患者医生常常无从下手。通过多年来的临床实践，李海松教授认为对于无证可辨的患者，在辨精论治、辨体质论治、微观辨证等多种辨证方法的协同下，更多的可从虚从瘀论治。前文中已明确详细论述了男性不育症的病理实质是肾虚，因此男性不育症的根本治则为补肾，所以无证可辨的患者首先可从虚从肾论治。随着现代生活、工作方式的改变，生存环境的影响，营养状况的改善，饮食结构的变化，肾虚夹瘀成为男性不育症的病机趋势。现代人偏食辛辣和饮酒越发普遍；在生活、工作等压力下导致焦虑等情绪障碍普遍存在；现代人的工作方式以计算机办公为主流，加之工作任务重、压力大，久坐成为了人们不可避免的不良习惯，这些因素都可导致机体出现血瘀病机，从而影响男性生育功能。而临床中就诊的患者基本都存在这些致病因素，尤其是久坐。因此，对于无证可辨的患者也应在补肾的基础上从瘀论治。临床实践也证实了我们的理论，男性不育症无证可辨的患者从虚从瘀论治能够取得较好的效果。

由于男性不育症病因的多样性、不明性、复杂性，现在越来越多的人认同男性不育症不是一种独立疾病，而是由某一种或多种疾病与因素综合作用而造成的结果。因此，临床治疗除了病因明确且有有效处理方案的男性不育症外，其他的则是采用综合治疗的方案。虽然西医学辅助生殖技术的快速发展为男性不育症患者带来了希望，但是辅助生殖技术所涉及的社会、伦理、遗传、经济等问题也还存在争议和讨论。因此药物治疗仍然是男性不育症患者及医生首选的治疗手段，但前提是要明确诊断与病因。男性不育症病因复杂，应通过现有的辅助检查手段明确病因。中医药在男性不育症治疗中有一定的优势，尤其是特发性男性不育症。近年来研究显示，中医治疗可有效提高辅助生殖技术的成功率。但是由于对男性不育症的认识与研究的不足，导致临床中医辨治思路尚有较多的分歧，严重影响临床疗效。李海松教授通过临床实践与研究，将中医辨治男性不育症的思路总结为辨证论治、辨病论治、辨精论治、辨体质论治、无证可辨从虚瘀论治五个辨治原则。希望通过对这五个辨治原则的探讨，为男性不育症的研究提供思路，促进中医更深入的研究与探讨。

男性不育症吃什　　男性不育症的征　　男性不育症治疗　　男性不育症能
么药好　　　　　　兆有哪些　　　　方法有哪些　　　　治好吗

第三章　男科病验案

一、男性不育症

世界卫生组织规定，夫妇有规律性生活 1 年以上，未采用任何避孕措施，由于男方因素造成女方无法自然受孕的，称为男性不育症。据统计，有 15% 的夫妇在 1 年内不能受孕而寻求药物治疗，不能受孕的夫妇中至少 50% 存在男性精子异常的因素。男性不育症的病因复杂，通常由多种病因共同引起，尚有 30% ～ 40% 的男性不育症患者找不到明确的病因。基于男性不育症病因多样性、未明性等特点，越来越多的医生认同男性不育症不是一种独立疾病，而是由某一种或多种疾病和（或）因素综合作用而造成的结果。

本病属中医学"无子""艰嗣"等范畴，"不育"之词最早见于《周易》："妇孕不育。"近年来，随着男科学的不断发展，中西医对本病的称谓逐渐统一，通称男性不育症。

【西医病因病理】

男性不育症是由多种疾病和（或）因素造成的结果，通常根据影响生殖环节的不同，分为睾丸前、睾丸和睾丸后三个因素，但仍有高达 60% ～ 75% 的患者找不到病因，临床称为特发性男性不育症。

男性不育症的分类方法多样，常根据精液参数进行分类，主要有精子数量异常，如少精子、无精子症；精子活动力差，如弱精子症；精浆异常，如精液不液化、白细胞精液症；精子形态异常，即畸形精子症等。

45

【中医病因病机】

中医学认为，本病以肾虚为本，但是先天秉赋不足、精气虚弱所致者并不多见，更多的则是邪实致虚者，即情志内伤、病邪外感、过食肥甘、恣贪酒色等导致肝气郁结、气血瘀滞、脾失健运、水湿内停、痰湿蕴结、湿热瘀阻等，进而影响到肾藏精功能，最终导致发病。

1. 肾气虚弱 若秉赋不足，肾气虚弱，脾气不足，命门火衰，可致阳痿不举，甚至阳气内虚，无力射出精液；病久伤阴，精血耗散，则精少精弱；元阴不足，阴虚火旺，相火偏亢，精液黏稠不化，均可导致不育。

2. 瘀血阻滞 跌仆损伤、手术外伤、子系筋痈、血精、子痈均可导致瘀血内停，耗伤肾气，冲任不和，精窍被阻而不育；肾虚不能行血，血行迟滞，脉涩不畅，可形成血瘀，瘀血内积而致不育。

3. 湿热下注 素食肥甘厚腻、辛辣之品，损伤脾胃，痰湿内生，蕴湿成热，湿热下注精室、精窍，蕴久化热化毒，而致不育。

4. 肝郁气滞 情志不舒，郁怒伤肝，肝气郁结，疏泄无权，可致宗筋痿而不举，或气郁化火，肝火亢盛，灼伤肾水，肝木失养，宗筋拘急，精窍之道被阻，影响生育。

5. 气血两虚 思虑过度、劳倦伤心而致心气不足，心血耗伤；大病久病之后，元气大伤，气血两虚，血虚不能化生精液而精少精弱，甚或无精，引起不育。

【诊断要点】

1. 病史 采写男性不育病史要全面了解家族史、婚育史、性生活史和其他对生育可能造成影响的因素，还要简要了解女方病史，记录患者个人信息。

2. 体格检查 体检应在温暖的房间内进行，暴露良好并注意保护患者隐私。应重点注意体形及第二性征、有无外生殖器畸形，还要检查附睾和输精管有无结节、疼痛或缺如等。直肠指诊可检查前列腺情况。

3. 辅助检查 包括精液分析、生殖系统超声、精浆生化、性激素检测、抗精子抗体（AsAb）检测、支原体检测、衣原体检测、精子 – 宫颈黏液体内试验、诊断性睾丸 / 附睾取精术等。

【诊断治疗原则】

1.男性不育症的治疗目的是生育，且只能间接通过配偶临床妊娠来评估。故其诊断治疗方案的选择要以生育为中心，遵照循证医学原则，参考女性年龄与生育力状况。

2.按照精液参数对男性不育症进行分类，如分为无精子症、少弱精子症或畸形精子症，这只是对精液参数的基本评估，不能据此对男性不育做出病因诊断。

3.对男性不育症要分类诊断，对因处理。

【辨治要点】

1.基本病机　根据"肾藏精，主生殖"理论，男性不育症的基本病机为肾虚，湿热、肝郁、血瘀、脾虚等病机均通过影响肾藏精功能进而导致不育，因此，临证论治应以补肾法作为基本治则，在辨证论治的基础上，再辅以疏肝、清热利湿、活血化瘀、健脾益气等。肾有阴阳，补肾法有温阳、滋阴等不同，又有"阴中求阳""阳中求阴"之法，故临床应在辨证论治的基础上正确而灵活地应用补肾法。

2.筛查不育原因　对于初次就诊的男性不育症患者，要详细询问病史、性生活史、生活习惯、兴趣爱好、工作、既往病史等，通过问诊发现可能导致不育的潜在原因，并积极教育患者改善不良生活方式及饮食习惯，同时备孕期间尽量规避不利因素，尽可能放松心情，并进行性生活指导等常规性教育，增加不育症患者配偶怀孕的概率。

3.明确诊断，确定不育分类　精液常规检查是评估男性生育能力的最直观的检验手段，但是一次精液常规检查并不能完全反映患者的生育能力，尤其是对于初次就诊的患者，应该查2～3次精液常规，才能更准确地评估患者的生育能力。另外，需要完善生殖系统超声、男性激素水平、精浆生化等检查，尽可能明确患者的不育类型。如果是少精子症或者无精子症患者，应该进一步完善染色体等相关检查，尽可能明确不育的病因，尤其是对于无精子的患者，诊断及查找原因是首要任务。

4.分类治疗　男性不育症分类众多，在明确分类的前提下，又可分为能够明确病因者和原因不明者，即特发性不育症，因此临床中应该分

47

类治疗，有针对性地进行个体化治疗。有明确病因的，对因治疗；无明确病因的，经验治疗；对因治疗的同时，不忘经验治疗；多因论思维，多靶点治疗，可提高疗效。对于病因诊断明确的不育类型，可分为有针对病因的治疗性措施者和尚无有效针对病因的治疗性措施或不能治疗者。如有针对性治疗措施者，治疗效果较为满意，如梗阻性无精子症、生殖内分泌异常等；如无有效针对性治疗措施者，治疗效果差，甚至不能治疗，如先天性异常、染色体核型异常等。而对于病因明确但机制尚未阐明和病因不明者，治疗效果往往不够满意，临床要综合治疗。另外，男性不育症根据精液参数分类，主要有精浆异常，如精液不液化、白细胞精液症；精子数量异常，如少精子、无精子症；精子活动力差；精子形态异常，即畸形精子症等。不同的精液参数异常，其病因及病位不同，治疗方式也各异。因此，临床治疗要根据精液参数的异常，有针对性地治疗，即辨精论治。

5. 综合治疗　面对特发性不育症患者，找不到原因并不是没有原因，临床实践表明：特发性不育症往往是多种致病因素共同作用的结果。这就要求我们在诊治特发性不育症过程中要采取综合性调理，兼顾各种可能导致男性不育症的潜在因素。中医治疗男性不育，要求在辨证论治基础上根据患者的病情进行综合药物治疗，西医同样采用多种药物进行经验性综合治疗，如目前西医治疗特异性不育症多使用溴隐亭、血管舒缓素、己酮可可碱、叶酸、锌制剂、α 受体阻滞剂、甲状腺素、类固醇激素、前列腺素合成酶抑制剂（吲哚美辛）、生长激素、抗生素、多种维生素等不同药物，通过多种作用环节改善精液质量。

6. 辅助生殖技术（ART）　在治疗策略选择时，应遵循"降级原则"，即首先选择损伤小的技术（药物治疗、人工授精），其次选择较复杂、昂贵、损伤性的方法（IVF-ET 或 ICSI）。如可排除女方因素，治疗策略的选择应视男方精液质量而定。在此基础上，结合其他临床因素，特别是精液处理后回收的前向运动精子数量，确定最佳的治疗方案。虽然辅助生殖技术能使得部分不孕不育夫妇获得自己的子代，但 ART 并非解决不孕不育的首选途径，临床中应该严格掌握其适应证，而不是盲目地选择

ART。

7. 女方生育能力评估　不育症是诸多因素作用的结果，生育力与夫妇双方有关。所以，现在特别强调夫妇共同治疗，在对男性不育症患者制订治疗方案前需重视对女方的生育力进行评估，因为女方的生育力会直接影响男性不育症患者治疗方案的选择。例如，如果女方年轻，生育力强，即使男方为重度少精子症，仍可考虑药物治疗，尝试自然受孕。如果女方年龄较大，生育力下降，那么首先就要建议考虑辅助生殖技术，因为一是自然受孕概率非常低，二是女方年龄过大，不宜拖延。

8. 沟通技巧　对于男性不育症的患者，沟通非常重要，既要向患者进行生育相关知识的科普宣教，又要向患者告知男性不育症治疗中的相关问题，提前告知可避免不必要的纠纷。首先，告知患者精液常规检查结果的波动性，不要过度关注单次检查结果的不理想，要关注检查结果的变化趋势。其次，告知男性不育症目前尚无特效疗法，临床多为经验性的药物治疗，三个月为一个疗程，治疗周期较长。对于符合辅助生殖技术适应证的患者，要告知选择辅助生殖技术的必要性。最后，根据不同的不育类型，要告知患者有几种治疗方案，以及其最终的结局可能是什么，由患者自己权衡选择治疗方案。

（一）少精子症

根据《人类精液检查与处理实验室手册》第 5 版的标准，少精子症是指精子浓度或精子总数低于参考值的下限，即当精子浓度 $< 15 \times 10^6/mL$ 或精子总数 $< 39 \times 10^6/mL$ 即可诊断为少精子症。

【西医病因病理】

少精子症的病因是多方面的，任何原因导致精子的发生及输送障碍，均可引起少精子症；对于原因不明者，即特发性少精子症，可能是多种因素综合作用的结果。常见病因包括隐睾症、精索静脉曲张、睾丸炎、附睾炎、下丘脑及垂体等生殖激素分泌障碍及糖尿病、慢性肝炎、尿毒症等影响生精功能的慢性病。此外长期食用棉籽油、长期酗酒、大量吸烟、长时间热水浴或长期在高温环境中作业、放射线损伤等亦可导致少

49

精子症。

【中医病因病机】

本病基本病机为肾虚血瘀，病位在精室（睾丸）。本病可由先天禀赋不足，或后天失养，肾精亏虚，命门火衰而致；跌仆损伤、手术外伤、子系筋痈、血精、子痈等导致瘀血内停，耗伤肾气，冲任不和，精窍被阻而致；素食肥甘厚腻、辛辣之品，损伤脾胃，痰湿内生，蕴湿成热，湿热下注精室精窍，蕴久化热化毒，耗伤肾精而致；情志不舒，郁怒伤肝，肝气郁结，疏泄无权，可致宗筋痿而不举，或气郁化火，肝火亢盛，灼伤肾水，肝木失养，宗筋拘急，精窍之道被阻而致；思虑过度、劳倦伤心而致心气不足，心血耗伤；大病久病之后，元气大伤，气血两虚，肾精化源不足而致。

【诊断要点】

1. 了解病史 详细询问患者现病史、既往史、个人史、婚姻史、性生活史，明确是否曾食用棉籽油，是否有腮腺炎所致睾丸炎病史，是否有生殖系统如睾丸、附睾等炎症史，是否有放射线接触史，是否为高温作业工作等。

2. 临床表现 可有原发病变的症状和体征，或中医证候的相关表现，或临床无证可辨。

3. 体格检查 检查重点是全身情况和外生殖器。如体形、发育营养状况、胡须、腋毛、阴毛分布、乳房发育等情况；阴茎发育，睾丸位置及其大小、质地，有无肿物或压痛，附睾、输精管有无结节、压痛或缺如，精索静脉有无曲张。

4. 实验室检查 检查内容主要包括精液常规分析、性激素测定、生殖系统超声、染色体核型分析及 Y 染色体微缺失等遗传学检查等。通过精液常规分析明确少精子程度，完善相关检查，尽可能寻找病因。

【辨证论治】

治疗原则：重视综合治疗，中西医结合，注意调护。临床辨治以补肾活血法作为基本治则，进而辨证论治，兼以清利湿热、疏肝解郁、益气养血等。

1. 肾气（阳）虚证

证候：婚久不育，性欲减退，阳痿早泄，精子数少、活动率低或射精无力；腰酸腿软、疲乏无力、食少纳呆、小便清长、大便稀。舌质淡、苔薄白，脉沉细。

治法：补肾健脾，养血填精。

方药：右归丸合五子衍宗丸加减，常用中成药如右归丸、五子衍宗丸、复方玄驹胶囊、苁蓉益肾颗粒。

2. 肾阴不足证

证候：遗精滑泄，精液量少，精子数少，精子活动力弱或精液黏稠不化，畸形精子较多；头晕耳鸣，手足心热；舌质红，少苔，脉沉细。

治法：滋阴补肾，益精养血。

方药：左归丸合五子衍宗丸加减，常用中成药如左归丸、五子衍宗丸。

3. 肾虚血瘀证

证候：婚久不育，阳痿早泄，精子数少、活动率低或射精无力；小腹部、会阴、睾丸及腰骶部疼痛不适。舌质暗或有瘀斑、苔薄白，脉沉涩。

治法：补肾益精，活血通络。

方药：王不留行散合五子衍宗丸加减，常用中成药如前列欣胶囊、前列通瘀胶囊。

4. 湿热下注证

证候：婚久不育，阳痿早泄，精子数少、活动率低或死精明显增多；小腹急满，小便短赤。舌苔薄黄，脉弦滑。

治法：清热利湿。

方药：程氏萆薢分清饮加减，常用中成药如热淋清颗粒、癃清片、银花泌炎灵片。

5. 肝郁气滞证

证候：性欲低下，阳痿不举，或性交不能射精，精子稀少、活力下降；精神抑郁，两胁胀痛，嗳气吞酸。舌质暗，苔薄，脉弦细。

治法：疏肝解郁，温肾益精。

51

方药：柴胡疏肝散合五子衍宗丸加减，常用中成药如疏肝颗粒、柴胡疏肝颗粒、五子衍宗丸。

6.气血两虚证

证候：性欲减退，阳事不兴，或精子数少、成活率低、活动力弱；神疲乏力，面色无华；舌质淡，苔薄白，脉沉细无力。

治法：补益气血。

方药：十全大补汤，常用中成药如十全大补丸。

【其他疗法】

必要时采用辅助生殖技术：对于重度少精子症的患者，要着重评估女方生育能力，如果女方生育能力差，或者女方年龄较大，或者夫妻双方都比较着急，建议可以采用辅助生殖技术。同时建议积极配合中医药治疗，以提高辅助生殖技术的成功率。

【预防与调护】

1. 及时发现并积极治疗可能导致男性不育的泌尿生殖系统疾病，诸如急慢性前列腺炎、精囊炎、急慢性睾丸附睾炎、睾丸鞘膜积液、精索静脉曲张等疾病。

2. 避免服用具有生殖毒性的食物和药物，如棉籽油、香菜、芹菜、苦瓜等食物，以及糖皮质激素、雌激素、雷公藤、西咪替丁、庆大霉素等药物。

3. 保持积极健康的生活方式，如不饮酒、少食肥甘厚腻、不久坐、少桑拿、不穿太紧内裤、多饮水等。

4. 规避可能导致男性不育的物理因素和化学因素。物理因素主要有热、电磁辐射、放射线等；化学因素主要有各类重金属及各种有害食品添加剂、食品染色剂等。

病例 1

李某，男，28 岁，河北人，教师。2014 年 11 月 26 日初诊。

［初诊］

主诉：婚后 3 年，未避孕 1 年未育。

现病史：患者婚后 3 年，未避孕 1 年未育，平素性生活规律，爱人

27岁，曾人流一次，现一般状况良好。近半年来曾于多家医院检查精液示少精子症，精子密度在（6～10）×10^6/mL、总数在（10～15）×10^6/mL，超声、内分泌及染色体检测均正常，诊断为"男性不育症、少精子症"，经服用中西药物治疗效果欠佳，今为进一步治疗求诊。来诊时见体形偏胖，诉时有腰酸、腰痛、小便黄，余症（－）。舌暗红，苔白，脉沉。

既往史：既往体健，否认药敏史，已戒烟戒酒。

体格检查：外阴外观正常，睾丸大小正常。

辅助检查：睾丸、附睾及前列腺超声正常；内分泌正常；精液分析示精液量2.1mL、完全液化，精子总活力41.6%（PR+NR）/PR32.90%，密度7.76×10^6/mL，总数16.296×10^6/mL。

［西医诊断］男性不育症、少精子症。

［中医诊断］男性不育症、无子。

［中医辨证］肾虚血瘀。

［辨证分析］本例患者腰酸、腰痛乃肾虚之征，体形偏胖、缺乏运动易致痰湿内生、血行瘀滞，其舌质暗红、小便黄乃内有血瘀与痰湿之象。

［中医治则］补肾活血。

［处方］五子衍宗丸加减。菟丝子15g，枸杞子15g，覆盆子10g，五味子10g，车前子30g，丹参20g，制水蛭5g，王不留行30g，生黄芪30g，熟地黄20g，制何首乌10g，白芍15g，生牡蛎30g，当归10g，马鞭草15g

14剂，水煎服，早晚各1次。

生活指导：不吸烟饮酒、少食肥甘厚腻、不久坐、少桑拿、不穿太紧内裤、适当运动。

［二诊］2014年12月13日复诊。患者诉腰酸、腰痛减轻，但仍小便黄，偶有口干。舌暗红，苔薄黄，脉沉。前方加盐黄柏6g，黄精10g，松花粉3g（冲服），继服28剂。调护同前。

［三诊］2015年1月9日复诊。患者诉腰酸、腰痛、口干不显，小便正常，睡眠佳。舌淡暗、苔白，脉沉。复查精液示：精液量3.2mL、完全液化，精子总活力52.6%（PR+NR）/PR38.90%，密度18.76×10^6/

mL，总数 60.03×10^6/mL。患者精液常规已正常，前法继续服用 28 剂，巩固疗效，用法、调护同前。后随访，告知爱人已孕，状况良好。

[按] 李海松教授认为肾虚血瘀为少精子症的主要病机，其病位在肾与睾丸，睾丸又称肾子。肾是先天之本，主藏精，肾中所藏之精是先天的无形之精，而生殖之精则是后天有形之精，先天的无形之精经过凝聚化生，形成生殖的有形之精。古代医家治疗不育多禁锢于"肾虚"理论，因此对于血瘀导致不育症的论述较少，但自王清任提出血瘀致病后，瘀血阻滞气血，导致水谷精微不能滋养肾与睾丸，使得精液产生不足导致不育的观点也得到了大家的重视。古人也有"精瘀窍道""难病从瘀"之说，尤其是现代许多医家在利用补肾活血法治疗不育症后发现疗效更加突出。本例患者腰酸、腰痛乃肾虚之征，体形偏胖、缺乏运动易致痰湿内生、血行瘀滞，其舌质暗红、小便黄乃内有血瘀与痰湿之象。故而，在治疗本病时，李海松教授从肾虚血瘀入手，以五子衍宗丸为基本方，配伍丹参、水蛭、王不留行等活血药进行治疗，其中五子衍宗丸由菟丝子、枸杞子、五味子、覆盆子、车前子五味药组成，每一味药均是植物的种子，通过以形补形来提高精子数量及活力，是治疗不育症的常用方，也被誉为古今"种子第一方"。其中五子衍宗丸用菟丝子和枸杞子以补肾，覆盆子以滋精，五味子以养阴生血，再使用车前子利尿固精，有很好的补肾生精之力。所配伍的水蛭作为破血化瘀药，归肝经，能随肝经直达阴器，破血通经；丹参和王不留行均是活血通经之品。为增强补肾之力，配伍熟地黄滋养肾阴，何首乌和白芍补肝肾、益精血，利用生牡蛎以血肉有情之品填补肾精，又以黄芪、山药益气，当归和黄芪补血同时亦可活血，全方共奏补肾生精、活血通经之功。二诊之时患者腰酸、腰痛症状已减轻，疗效已显，但仍有小便黄及口干之症，仍有虚热之象，故加盐黄柏、黄精以滋阴清热。三诊之时，患者精液已正常，故守前方以巩固疗效，最后患者爱人成功受孕，可见李海松教授临床辨证精准、疗效确切。

病例 2

易某，男，32 岁，四川成都人，电焊工（已辞职）。

男性不育症的检查项目有哪些

2014 年 11 月 21 日初诊。

［初诊］

主诉：婚后 10 年未避孕未育。

现病史：患者婚后 10 年未避孕未育，平素性生活规律，爱人一般状况良好，曾辗转于多家医院检查精液示"无精子或离心后偶见精子"，诊断为"男性不育症、无精症 / 重度少精子症"，曾服用中西成药治疗无明显疗效，行 IVF-ET 治疗 1 次未成功，今慕名求诊。来诊时见体形偏瘦，诉偶有阴囊不适，余无明显不适。舌淡红，苔黄稍腻，脉沉细。

既往史：体健，否认药敏史，无不良嗜好。

体格检查：外阴外观正常，睾丸大小正常。

辅助检查：睾丸、附睾及前列腺超声正常；内分泌正常；染色体正常；精液分析示其量 2.2mL，离心后可见 17 条精子。

［西医诊断］男性不育症、重度少精子症。

［中医诊断］男性不育症、无子。

［中医辨证］肾虚瘀热。

［辨证分析］瘀热阻于精道，精虫难生，瘀毒留恋精室，精虫亦难生，故精子少而不育；瘀热阻滞，肝经气息受阻，不通则阴囊部不适。

［中医治则］补肾活血清热。

［治法］

1. 详细解释 告知患者治疗成功率低，患者仍表示要积极治疗，遂告知中药治疗以 3～6 个月为期，改善后行 ICSI 或显微取精。

2. 中药处方 生黄芪 60g，熟地黄 20g，菟丝子 15g，枸杞子 20g，覆盆子 10g，五味子 10g，车前子 30g，当归 15g，生牡蛎 30g，山药 15g，茯苓 15g，生麦芽 60g，制水蛭 10g，丹参 20g，制何首乌 10g，黄精 30g，白芍 30g

30 剂，水煎服，早晚各 1 次。

3. 西药处方 胰激肽原酶肠溶片（怡开）。一次 1 片，一日 3 次。

4. 生活指导 减少油腻食物摄入、忌辛辣、少久坐、多饮水、适当运动。

[二诊] 2014 年 12 月 25 日复诊。患者诉平时无明显不适，偶有阴囊抽筋感。舌淡红，苔白，脉沉细。前方加木香 6g，白芍 30g，木瓜 15g，继服 14 剂。调护同前。

[三诊] 2015 年 1 月 8 日复诊。患者诉时有阴囊痛，便溏。舌淡红、苔白，脉弦。复查精液示：精液量 5mL、不液化，精子活动率 2.96%（PR+NR），PR0.59%，密度 30.87×10⁶/mL，总数 154.33×10⁶/mL。

生黄芪 60g，熟地黄 20g，菟丝子 15g，枸杞子 20g，覆盆子 10g，五味子 10g，车前子 30g，当归 15g，生牡蛎 30g，山药 15g，茯苓 15g，生麦芽 60g，制水蛭 10g，丹参 20g，制何首乌 10g，黄精 30g，白芍 30g。28 剂。

用法、调护同前。

患者此后又经半年左右治疗，精液基本正常，爱人成功受孕。

[按] 本例患者较前例患者更为棘手，达到无证可辨的地步，李海松教授在治疗本病之时，基于少精子症肾虚血瘀这一根本病机，以补肾活血为基本大法选方用药，三诊即现显著疗效，患者精子数量已正常，可见李海松教授对本病病机认识之精准。

什么是男性不育

（二）畸形精子症

畸形精子症是指精液中异常形态精子数明显增多，从而导致男性无法正常生育的一种疾病，本病是引起男性不育症的重要原因之一。目前，由于精子形态学评价存在样本处理方法不一致、评价标准不统一、评价方法主观性强、人工判读差异等问题，使得精子形态学的评价结果出现因实验室不同而导致结果出现差异的情况。目前使用的评价标准主要为 2010 年世界卫生组织的《人类精液检查与处理实验室手册》中的标准，但是该标准较为严格，诊断标准为正常精子形态大于 4%。属于中医"精气清冷""少精""精清、精冷"的范畴。

【西医病因病理】

导致精子畸形的主要病理因素有感染、损伤、睾丸应激反应、内分泌紊乱、化学药物及遗传等多种因素。另外酒精、烟草、慢性中毒等也是引起精子畸形的重要因素。

1. 活性氧 感染和损伤都会引起炎性反应，炎性反应部位的白细胞会使活性氧（ROS）升高，而高水平的 ROS 可介导精子膜脂质过氧化，破坏精子内部结构，从而影响精子形态。

2. 生殖激素 下丘脑 – 垂体 – 睾丸轴精确地调控精子发生，下丘脑脉冲式地释放促性腺激素释放激素（GnRH），GnRH 刺激腺垂体分泌卵泡刺激素（FSH）和黄体生成素（LH），FSH 作用于 Sertoli 细胞，LH 作用于 Leydig 细胞并刺激其分泌睾酮（T），2% 的睾酮是游离睾酮（FT），44% 的睾酮与性激素结合蛋白（SHGB）结合，54% 的睾酮与白蛋白结合，FT 和白蛋白结合。睾酮由于分子量小，能够穿透毛细血管，被称为 Bio-T，FSH 与 T 是启动和维持精子发生的主要内分泌激素，因此理论上分析，生殖激素可能与精子形态学有关。

3. 理化因素 重金属铅、镉对精子形态影响显著。体外实验表明，垃圾浸出液对实验大鼠精子形态产生影响，可导致形态异常精子率显著增高。这可能是因为在精子发生过程中，垃圾浸出液中的一些成分可与细胞的遗传物质发生相互作用，产生致突变效应。

【中医病因病机】

1. 肾阴亏虚 热病伤阴或纵欲过度，肾阴亏虚，阴虚火旺，煎熬精液，灼伤精子，致畸形精子增加。

2. 肾阳不足 先天不足，秉赋薄弱，或房劳过度，以致肾阳亏虚，下焦虚寒，温煦不足，精失所养，畸形率增高。

3. 湿热下注 饮食不节，嗜烟酒、辛辣之品，损伤脾胃，内生湿热，蕴结精室，伤及精子。

4. 气滞血瘀 平素精神压力大，情志不畅，肝失疏泄，肝气郁结，气郁则血行不畅，气滞血瘀，瘀阻精室，伤及精子。

【诊断要点】

1. 了解病史 详细询问患者现病史、既往史、个人史、婚姻史、性生活史，明确是否有生殖系统如睾丸、附睾等炎症感染史，是否有放射

第三章 男科病验案

57

线接触史，是否从事高温作业或接触重金属、化工产品等工作等。

2. 体格检查　检查重点是全身情况和外生殖器。如体形，发育营养状况，胡须、腋毛、阴毛分布，乳房发育等情况；阴茎发育，睾丸位置及其大小、质地，有无肿物或压痛，附睾、输精管有无结节、压痛或缺如，精索静脉有无曲张。

3. 实验室检查　检查内容主要包括精液常规分析、性激素测定、生殖系统超声、染色体核型分析等遗传学检查等。通过精液常规分析，正常形态精子率小于 4%，诊断为畸形精子症，进一步完善相关检查，筛查内分泌、遗传等可能病因。

【辨证论治】

1. 肾阴亏虚证

证候：精液常规，正常形态精子率＜ 4%。婚后不育，形体消瘦，腰膝酸软，五心烦热，头昏耳鸣。舌质红，少苔，脉细数。

治法：滋补肾阴，益精养血。

方药：左归丸合五子衍宗丸加减。

2. 肾阳不足证

证候：精液常规，正常形态精子率＜ 4%。性欲减退，阳痿早泄，伴腰膝酸软，疲乏无力，小便清长。舌质淡，苔薄白，脉沉细。

治法：温补肾阳，益肾填精。

方药：金匮肾气丸合五子衍宗丸加减。

3. 湿热下注证

证候：精液常规，正常形态精子率＜ 4%。勃起不坚，小腹急满，小便短赤，舌苔薄黄，脉弦滑。

治法：清热利湿。

方药：程氏萆薢分清饮。

4. 气滞血瘀证

证候：精液常规，正常形态精子率＜ 4%。精神紧张，小腹、阴囊疼痛不适，舌淡红，苔薄黄，脉弦涩。

治法：疏肝行气，活血化瘀。

方药：柴胡疏肝散合桃红四物汤加减。

【辨治要点】

1. 基本病机 基本病机为肾虚、湿热和血瘀。肾虚则精失所养，湿热、血瘀则影响精子成熟微环境，进而出现畸形精子增多，导致男性不育。临床辨治应抓住本虚标实的特点，以补肾生精、清热利湿、活血化瘀为原则综合论治。

2. 明辨病位 病位在睾丸与附睾。精子 DNA 分子组装及精子发育过程出现异常，均可导致精子形态异常，该过程发生于睾丸。精子生成后在附睾进一步发育成熟并贮存，附睾功能及微环境异常亦可导致精子形态异常。因此该病病位在睾丸和附睾。

3. 辅助生殖技术 对于药物治疗效果不理想，或者女方年龄较大、生育力差者，可以选择辅助生殖技术，可根据患者精子畸形率严重程度、精液其他参数特点及女方生育力，选用体外受精 – 胚胎移植技术和 ICSI 技术。

【预防与调护】

1. 勿过量饮酒及大量吸烟。

2. 消除有害因素的影响，对从事接触放射线、有毒物品或高温环境工作而致精子畸形率过高者，应调节工作。

3. 平时劳逸结合，注意锻炼身体，增强体质。

病例 1

李某，35 岁，男，出租车司机，经常熬夜，体形较胖，2013 年 7 月 18 日初诊。

［初诊］

主诉：婚后 1 年未育。

现病史：结婚 1 年，性生活正常，婚后一直未采取避孕措施，爱人体健，于当地多家医院检查、治疗，效果不明显。

刻下：阴茎勃起不坚，性欲低下，精液射出后清冷。婚前曾有频繁自慰史，同房后精神疲惫，少气懒言，不喜动，善叹息，伴有腰酸乏力，头晕耳鸣，记忆力减退，舌暗，齿痕舌，舌苔薄白，脉弦。

第三章 男科病验案

既往史：否认糖尿病、高血压等，否认外伤史。

专科查体：均未见明显异常。

实验室检查：查精液常规示，量 1.8mL，乳白色，pH7.3，30 分钟内完全液化，密度为 $15×10^6/mL$，PR10%，PR+NP23%，畸形精子率为98%，余检查（－）。

［西医诊断］男性不育症，少弱畸形精子症。

［中医诊断］畸形精子症。

［中医辨证］肾阳不足兼有血瘀。

［辨证分析］该患者为出租车司机，长期久坐，经常熬夜，体形偏胖，久坐容易导致气血运行不畅，发为气滞血瘀，且经常熬夜会加重气血瘀滞，体胖多痰湿，痰湿性黏腻，导致气机不利，气血不能正常布散而起到濡养精子的作用，故出现精子畸形。

［中医治则］温肾填精，活血通络。

［处方］五子衍宗丸加减。菟丝子 10g，覆盆子 15g，五味子 12g，枸杞子 15g，车前子 12g，黄芪 30g，茯苓 10g，黄精 15g，淫羊藿（仙灵脾）15g，陈皮 10g，炒白术 15g，川芎 15g，水蛭 16g，蜈蚣 3g，墨旱莲 10g，女贞子 15g

水煎服，早晚各一次，服药 1 个月，并嘱其忌辛辣刺激之品，生活规律，避免长时间开车，复查精液常规。

［二诊］患者诉勃起功能、性欲提高，精神、体力等均明显改善，舌淡红，苔薄黄，脉滑数。复查精液常规示，量 3.0mL，密度为 $20×10^6/mL$，PR22%，PR+NP33%，畸形精子率为 80%。李海松教授认为患者目前病情改善明显，仍要注重补气活血药的运用，在前方的基础上加当归 15g，巴戟天 15g，熟地黄 10g，丹参 15g。嘱其放松心情，并让家属监督男方适当运动，改善生活方式，避免久坐。

［三诊］患者未诉不适，复查精液常规示 30 分钟完全液化，PR40%，PR+NP56%，嘱其停药，备孕。3 个月后来门诊告知，其妻怀孕。

［按］李海松教授在治疗因畸形精子导致的男性不育症时认为，随着社会生活水平及饮食习惯的改变，造成男性不育症的原因除肾虚、湿

热、肝郁外，血瘀的情况正逐渐增多。精子的化生需要气血阴阳的调和，从而达到一种"男精壮"的状态，而该患者为出租车司机，长期久坐，经常熬夜，体形偏胖，久坐容易导致气血运行不畅，发为气滞血瘀，且经常熬夜则会加重气血瘀滞，体胖多痰湿，痰湿性黏腻，导致气机不利，或湿热下注，气血不能正常布散而起到濡养精子作用，故出现精子畸形。因此李海松教授在五子衍宗丸（菟丝子10g，覆盆子15g，五味子12g，枸杞子15g，车前子12g）的基础上加用黄芪、茯苓、白术、陈皮、川芎等健脾燥湿行气，以防湿热生成而阻塞精道，并改善乏力等症状；患者善叹息伴有射精清冷等，结合舌脉，兼有血瘀，与熬夜、久坐、自慰等不良生活习惯有关，导致气血运行失常，气血不能濡养精子，故予淫羊藿（仙灵脾）、黄精、水蛭、蜈蚣等活血通络、温肾生精，为精子生长提供足够的气血精微物质。最后予女贞子、墨旱莲等以阴中求阳，防止补益太过，体现了李海松教授"微调阴阳"的学术思想。

注：畸形精子症是指男性在精液检查中发现精子的头、体、尾部出现异常形态，随着生活环境的变化，因精子畸形导致的男性不育也越来越多。李海松教授认为畸形精子症的发病主要责之于肾、肝两脏，虚证多归结于肾阴、肾阳的不足，实证多责之于肝经湿热及气滞血瘀。而在治疗畸形精子症时强调将"活血法"贯穿于治疗的始终，且李海松教授提出畸形精子的发生与生活、工作等息息相关，并提出了血瘀导致男性不育症的以下三大因素。

1. 不良情绪导致血瘀　男性不育症患者由于长期备孕无果，情绪常常处于焦虑状态，尤其是男性发现是因为自己的畸形精子原因导致无法生育时，来自各方面的心理负担接踵而至。加上工作、生活等压力，更容易导致紧张、焦虑情绪的产生，长期积累可导致肝郁气滞，进而气滞血瘀。而瘀血这个病理产物则会影响营养物质的输送，导致畸形精子的发生，因此，李海松教授在治疗不良情绪造成的畸形精子症时，注重在使用活血药的同时也加一些行气的中药，比如川芎、川牛膝等，以使精道通畅。

2. 不良生活方式导致的血瘀 随着经济的发展，计算机办公已然成为主流，久坐就成为当代人们的工作习惯之一，而久坐可以导致机体血液循环缓慢，尤其是盆腔部位。对于男性来说，久坐则可导致睾丸、附睾和精索处于受压状态，进而影响局部的血液循环，睾丸组织得不到足够的血氧，对精子的生长造成影响，导致畸形精子的发生；另外，现在人们的饮食习惯偏于辛辣刺激，而男性由于工作中的各种应酬不得不推杯换盏，这些都容易导致湿热内生，胶着不化，阻塞精道，发为畸形精子。李海松教授在处理这类问题时，在运用活血通络药物的同时，还少量使用清热利湿的药物，比如黄柏。在临床上，他还强调，对于精子的用药处理要避免"过寒、过热"，"小心翼翼调阴阳"。

3. 部分不育原因为血瘀 导致畸形精子的原因很多，比较常见的如精索静脉曲张、重金属中毒及隐睾或睾丸、附睾炎等生殖道的感染等。而精索静脉曲张的病理表现为静脉的迂曲、扩张，血液回流缓慢，瘀血停滞，阻于精道，精子失去气血的濡养，导致精子发育异常，发为畸形精子。睾丸、附睾炎等泌尿系感染本身即容易导致精道的堵塞。李海松教授在治疗此类畸形精子时善于运用活血通络药，如丹参、水蛭、蜈蚣等，在一定程度上可以改善局部的微循环，增加局部血氧含量，减少代谢废物的蓄积，从而使精子发育得以正常进行。

备孕男性吃什么
精子强

（三）精液不液化症

WHO 规定，新鲜离体精液应该在室温下 60 分钟内发生液化，若超过 60 分钟仍不液化或仍含不液化的凝集块，称为精液不液化。由于精液凝固不化，使精子发生凝集或制动，减缓或抑制精子的正常运动，则精子不能通过宫颈与卵子结合而导致不育。本病属中医"淋浊""精寒""精热"等范畴。

【西医病因病理】

1. 附属性腺炎症 精囊腺和前列腺是与精液凝固和液化关系最密切的两个附属性腺。精囊腺产生凝固因子（SG 蛋白）使精液凝固，而前列腺产生的蛋白分解酶、纤溶蛋白酶可以使精液液化，若前列腺发生炎症，会导致前列腺分泌的蛋白分解酶、纤溶蛋白减少，从而影响精液的液化过程，出现精液不液化。

2. 前列腺缺如　部分患者前列腺先天缺如，精液中缺少前列腺液及前列腺分泌的蛋白分解酶、纤溶蛋白酶，导致精液液化发生障碍，出现精液不液化。

3. 微量元素缺乏　精液液化需要微量元素的参与，若与精液液化相关的镁、锌等元素缺乏，也会导致精液液化障碍，出现精液不液化。

4. 精索静脉曲张　精索静脉曲张可通过多种途径导致男性不育，不仅可对精子的发生造成影响，还会造成精子活力的下降。另外，精索静脉曲张可引起睾丸内分泌功能失调，睾酮分泌减少，附属性腺分泌功能降低，也会导致精液不液化。

【中医病因病机】

1. 肾阴亏损　素体阴虚，或房事过度，肾精过耗，或劳心太甚，或五志化火，耗损精液，或过服温燥助阳之品，而致热盛伤阴，阴虚火旺，精液受灼而黏稠难化。

2. 肾阳不足或阳气受损　先天肾阳不足，或大病久病及肾，损耗肾阳，致肾阳不足，气化失司；或后天失养，脾运失健，湿浊不化，或居住潮湿，寒湿、水湿之邪内侵，损伤阳气，精室虚寒，致阳不化气行水而精液不液化。

3. 湿热下注　过食辛辣醇酒厚味，湿热内生，湿热下注，或外感湿浊之邪，蕴久化热，熏蒸精室，清浊不分，导致气化失常而精液难化。

4. 痰瘀阻滞　跌仆损伤，或久病入络，或素有痰湿，排精时强忍不泄，败精离位，浊瘀阻窍，气机阻滞，精液不液化。

【诊断要点】

精液不液化的诊断比较明确，指的是新鲜离体精液在室温下 60 分钟以上不液化者。这里需要注意的是"室温"，常规在 25℃左右，若在冬季气温较低时检测精液，则需要将精液放置在水浴箱中进行观察，否则会影响诊断结果。

【辨证论治】

1. 肾阴亏损，阴虚火旺证

证候：婚久不育，精液黏稠不液化。精子数、精子成活率、精子活动力正常或异常。头晕耳鸣，腰膝酸软，五心烦热，口干盗汗，失眠健忘，性欲不减。舌质红，少苔或无苔，脉细数。

治法：滋阴降火。

方药：知柏地黄汤加减。

2. 肾阳不足证

证候：精冷不育，精液黏稠而不液化。精子数、精子成活率、精子活动力正常或异常。阳痿早泄，腰膝酸软，畏寒肢冷，夜间多尿，小便清长。舌质淡，苔薄白，脉细弱。

治法：填精益气，温肾散寒。

方药：金匮肾气丸合保元汤。

3. 湿热下注证

证候：婚久不育，精液黏稠不液化，精液腥臭黄浊，精子数、精子成活率、精子活动力正常或异常。精液内有脓细胞、白细胞。小便灼热刺痛，频数淋沥，黄赤混浊，甚则尿血，或小腹拘急，身倦嗜睡，舌苔黄腻，脉濡数或滑数。

治法：清热利湿，滋阴降火。

方药：萆薢分清饮。

4. 痰瘀阻滞证

证候：婚久不育，精液量少，黏稠不液化，死精子较多，伴面色黧黑，或皮肤色素沉着，会阴、小腹坠胀痛，或射精时刺痛，肢体困倦，神疲气短，头晕心悸，多数有痰湿，形体肥胖，舌暗红、有瘀斑，苔腻，脉弦涩。

治法：化痰祛瘀，通利精道。

方药：血府逐瘀汤合苍附导痰汤。

【辨治要点】

1. 前列腺功能异常是导致精液不液化症最主要的原因，而前列腺炎是前列腺功能异常的最常见病因，所以诊治早期需先明确是否是因前列腺炎引起，是否需要中西医结合治疗，是否需要联合抗生素治疗。

2.精液不液化症的辨证治疗，必须分清寒热虚实，辨清病变部位，当以扶正祛邪、恢复气化功能为治则。病久则虚实夹杂，治当攻补兼施。

3.李海松教授认为对男性不育症的诊断应多层次准确进行诊断，不能笼统地诊断为男性不育症。在具体诊断时，应既辨病又辨证，做到病证结合的多层次诊断，就前列腺炎导致的精液不液化的男性不育症而言，李海松教授的诊断是"男性不育 – 精液不液化 – 前列腺炎 – 湿热下注"。此种多层次诊断，对男性不育的具体原因、疾病病位、中医辨证一目了然，对疾病的治疗有非常明确的指导作用。

【预防与调护】

1.注意个人卫生，预防生殖泌尿系感染。

2.补充微量元素，改善锌、镁等元素缺乏情况。

3.治疗精索静脉曲张，改善睾丸血供质量，提高睾丸内分泌功能。

4.戒烟戒酒，劳逸结合，注意锻炼，增强体质。

病例1

朱某，30岁，男，IT职员，经常熬夜，体形较胖，2013年4月14日就诊。

[初诊]

主诉：婚后2年未育。

现病史：婚后2年，夫妻性生活正常，一直未采取任何避孕措施，爱人身体健康但未能怀孕，于多家医院检查、治疗，效果不明显。

刻下：自觉腰膝酸软，周身困倦，性欲减退，阴茎勃起不坚，精液射出后黄稠。婚前曾有频繁自慰史，同房后小腹刺痛，胸胁满闷，舌边紫黯，舌苔黄腻，脉弦滑。

既往史：否认糖尿病、高血压等，否认外伤史。

个人史：饮酒史8年余，每日约饮白酒2两。

专科查体示：外生殖器发育正常，睾丸、附睾、输精管、精索未见明显异常，阴毛呈男性分布。

实验室检查：查精液常规示，量 1.5mL，乳白色，pH7.5，60 分钟内不完全液化，密度为 $12×10^6/mL$，PR8%，PR+NP17%，血尿常规及肝功能检查均未见明显异常，余检查（−）。

[西医诊断]男性不育症，少弱精子症，精液不完全液化。

[中医诊断]男性不育。

[中医辨证]痰瘀互结、湿热蕴结。

[辨证分析]患者喜欢饮酒及喜食辛辣刺激等生活习惯，导致后天失养，脾失健运，湿浊不化，且脾为生痰之源，导致气机不利，湿热下注，清浊不分而发为精不液化。

[中医治则]祛痰化瘀，清热利湿，佐以疏肝。

[处方]熟地黄 10g，山萸肉 10g，桂枝 12g，枸杞子 15g，丹参20g，王不留行 30g，鸡内金 10g，生麦芽 60g，黄柏 12g，茯苓 15g，淫羊藿 15g，川楝子 10g，仙茅 10g，炒白术 15g，五味子 10g，夏枯草10g，青皮 10g，合欢皮 30g

水煎服，1 个月，并嘱其忌辛辣刺激之品，生活规律，复查精液常规。

[二诊]患者诉腰膝酸软、勃起功能均明显改善，同房后小腹疼痛消失，无明显不适，舌淡红，苔薄黄，脉滑数。复查精液常规示，量3.5mL，30 分钟不完全液化，密度为 $17×10^6/mL$，PR20%，PR+NP33%。李海松教授认为患者目前病情改善明显，仍要注重化痰药的运用，在前方的基础上加陈皮 15g，姜半夏 10g，苍术 10g。嘱其放松心情，并告知其妻子监督男方不可久坐，加强适度锻炼。

[三诊]患者未诉不适，复查精液常规示 30 分钟完全液化，PR35%，PR+NP46%，嘱其停药，可让爱人做备孕准备。两个月后来门诊告知，其妻怀孕。

[按]从此病例可知，李海松教授在治疗男性不育症时注重辨证分析，灵活运用祛痰化瘀法。精液的液化，有赖于阳气的气化，又需要阴阳的协调。患者体形偏胖，中医学认为"胖人多痰，瘦人多火"，患者喜

欢饮酒及喜食辛辣刺激等生活习惯，导致后天失养，脾失健运，湿浊不化，且脾为生痰之源，气机不利，则湿热下注，清浊不分而发为精不液化，因此李海松教授予茯苓、炒白术、生麦芽、青皮、鸡内金等健脾化痰；湿热阻滞中焦，升降失常，清阳不升，故腰膝酸软、周身困乏，予桂枝、川楝子、山萸肉、仙茅、淫羊藿等升阳降逆。李海松教授认为桂枝有三大作用，一可以升阳气，二可以降逆气，三可以除邪气，因此对于气机阻滞的效果甚佳。患者同房后小腹刺痛，结合舌脉，认为其兼有血瘀，这与熬夜、自慰等不良生活习惯有关。血瘀导致气血运行失常，不通则痛，故予丹参、王不留行、合欢皮等行气活血，为精液液化提供足够的阳气以气化。最后予以熟地黄、枸杞子、五味子及黄柏、夏枯草等以阴中求阳，阳中求阴，防止补益太过，体现了"微调阴阳"的理念。《杂病源流犀烛·遗泄源流》有云："有因饮酒厚味太过，痰火为殃者……有因脾胃湿热，气不化精，而分注膀胱者，亦混浊稠厚，阴火一动，精随而出。"可见这种饮食习惯一方面可以损伤脾胃，脾失健运，酿湿生痰，痰为湿邪，湿邪黏滞重浊，易致湿热下注，扰动精室，可发为早泄、遗精；另一方面，湿热熏蒸，灼津为痰，可致伤阴，精稠不化。而该患者工作性质、饮食习惯等均能导致痰湿蕴结体内，气机是人体运行的动力之一，湿热蕴结，气机不畅，气血运行失司，湿热蕴结导致精子黏稠，不能化生而达到受孕。通过一诊治疗，患者气机得复，湿热已除，但患者生活环境、饮食习惯非一日所能改变，因此在前方的基础上添加姜半夏、苍术、陈皮等行气燥湿，使痰湿得化，治病求本，故该患者在二诊后继续服药，配偶正常受孕。

注：据相关统计，我国男性不育症的发病率在10%左右，并有增加的趋势，而男性生育能力缺陷所致不育者占不育夫妇的50%，并且有相当数量的男性不育病因不明。李海松教授认为，男性不育症的发病主要责之于肾、脾、肝三脏，同时借鉴李曰庆教授的观点认为，肾虚的发病率明显下降，而湿热、血瘀、痰湿的影响增多，但痰贯穿于其中，影响精液的正常分泌、输布及液化，所以在治疗中要注重化痰药的运用，对于精液不液化，从痰论治是重要的思路之一。清朝名医陈士铎在其《石

室秘录》中阐述:"男子不能生子有六病,精寒,气衰,痰多,相火盛,精少,气郁。"其中也谈到痰多是导致男性不育的病因之一。正所谓"百病多由痰作祟",因此李海松教授提出精液不液化的"治痰四法"。

1. 燥湿健脾以化痰 《类证治裁·痰饮论治》中曰:"见痰休治痰者,以治必探本。"正如张景岳所云:"善治痰者,唯能使之不生,方是补天之手。"故标本同治,则脾健、痰化、热清,精液气化复常而液化。所以李海松教授在用药时常常选用生麦芽、陈皮、鸡内金、炒白术、土茯苓、茯苓、益母草等。这类药具有燥湿健脾之效,且专攻下焦湿热。但李海松教授使用健脾药相对燥湿药量要大,以防止苦寒伤胃,损伤正气。

2. 养阴生津以化痰 化痰需养阴生津:①治病求本;②防温燥伤阴;③阴中求阳,以补为消;④增水以行舟。李海松教授在治疗男科疾病时强调要"微调阴阳",在化痰时使用养阴生津之品,可以起到"阴中求阳,阳中求阴"之效,同时,滋补肾阴可减轻睾丸生精上皮的免疫损伤。故用药多选用熟地黄、山萸肉、枸杞子、五味子、茯苓、白术等。使用这些药可达到生津祛痰之功,使痰去而精道通,以助受孕。

3. 疏肝理气以化痰 庞安常也指出:"人身无倒上之痰,天下无逆流之水。故善治痰者,不治痰治气,气顺则一身之津液亦随气而顺矣。"李海松教授在治疗气郁痰凝类型的不育症时注重运用疏肝理气化痰药,如青皮、陈皮、柴胡、郁金、百合等。在运用疏肝理气化痰药的同时,常佐用一些活血化瘀之品,使气血运行正常,保证精液化生有源,精道输布通常。

4. 温阳化气以祛痰 张仲景在其《金匮要略》中云:"病痰饮者,当以温药和之。"痰饮之邪"得温则行,得寒则聚"。痰为阴邪,遇寒则聚,遇阳则行,得温则化。同时阴邪最易伤人阳气,阳气被伤则寒饮难于运行。反之,阳气不虚,温运正常,饮亦自除。所以,治疗痰饮需借助于"温药"以振奋阳气,开发腠理,通调水道。阳气振奋,既可温化饮邪,又可绝痰饮滋生之源。李海松教授在用药上多用茯苓、姜半夏、桂枝、白果、炒白术等,达到温化寒痰、助生精液的效果。同时佐以活血通络之品,以防瘀而化热,加重病情。

李海松教授在治疗男性不育症时注重运用化痰药，并根据不同的阶段适时选用健脾化痰、养阴化痰、理气化痰、温阳化痰等方法，故在临床中能收到较好的疗效。

无精症怎么检查

（四）死精子症

死精子症是指精子成活率减少，精子成活率低于 58% 者，本病为男子不育原因之一，发病率占不育症的 1% ~ 2%。引起死精子症的原因较多，除了生精功能障碍外，还与精子所处的微环境异常有关。本病属于中医的"无子""绝孕"的范畴。

【西医病因病理】

1. 生殖道感染，比如附睾炎、前列腺炎、精囊炎等引起精浆成分改变，如果糖、锌的减少，pH 降低。

2. 各种有害因素干扰睾丸、附睾功能等，如高温作业、长期热水浴、精索静脉曲张等，都是常见的因素。

【中医病因病机】

1. 阴虚火旺 热病伤阴或纵欲过度，肾阴亏虚，阴虚火旺，相火亢盛，精室空虚，加之湿热邪火煎熬，灼伤精子，以致阴火炽精致死。

2. 肾气不足 先天不足，秉赋薄弱，或手淫过度，损伤肾气，或房劳过度，以致肾阳亏虚，下焦虚寒，温煦不足，精气清冷，精液稀少，精失所养而亡。

3. 湿热下注 饮食不节，嗜烟酒、辛辣之品，损伤脾胃，或感染湿邪，内生湿热，蕴结精室，耗阴伤精。

4. 气滞血瘀 平素精神压力大，情志不畅，肝失疏泄，肝气郁结，气郁则血行不畅，气滞血瘀，瘀阻精室，精道不畅，精子失去濡养。

【诊断要点】

1. 了解病史 详细询问患者病史，明确是否有泌尿生殖系统等炎症感染史，是否有放射线接触史，是否有高温环境接触史，或从事接触重金属、化工产品等工作。

2. 体格检查 检查重点是全身情况和外生殖器。如体形，发育营养状况，胡须、腋毛、阴毛分布，乳房发育等情况；阴茎发育，睾丸位置及其大小、质地，有无肿物或压痛，附睾、输精管有无结节、压痛或缺如，精索静脉有无曲张。

3. 实验室检查　诊断死精子症的主要依据是精液实验室检查结果，还有精液、前列腺液的生化和细菌培养。同时，如果精液果糖水平降低，提示有精囊病变；根据需要可做性激素、内分泌及体内微量元素的检查。

【辨证论治】

1. 肾气不足证

证候：腰膝酸软，神疲乏力，夜尿频，尿后滴沥，或头晕眼花，面色少华，四肢欠温，或伴有性欲低下、阳痿、早泄，舌淡，苔薄白，脉沉细。

治法：温补肾气。

方药：五子衍宗丸加减。

2. 阴虚火旺证

证候：五心烦热，潮热盗汗，尿频、尿急，或尿痛、尿黄，或伴有遗精、滑精，阴部坠胀，或伴有耳鸣眼花、口干等，舌红，少苔，脉细数。

治法：滋阴降火。

方药：知柏地黄汤加减。

3. 湿热下注证

证候：小便灼热、涩痛，尿频、尿急，或有滴白，阴部潮湿，心烦口干或苦、口臭脘痞，小便混浊，大便溏黏，舌苔黄腻，脉滑。

治法：清热利湿，滋阴生精。

方药：四妙散加减。

4. 气滞血瘀证

证候：死精子多，伴有胸胁胀满，阴囊胀痛，或少腹抽痛，或阳痿，或射精前后刺痛，舌质暗，苔薄白，有瘀点，脉沉涩。

治法：行气活血，化瘀通络。

方药：血府逐瘀汤加减。

【预防与调护】

1. 增强体质，提高免疫力，避免久坐憋尿，定期排精，避免排精过频或排精中断。

2. 消除有害因素的影响，对接触放射线、有毒物品或高温环境而致死精子症者，建议远离这样的工作环境。

3. 平时劳逸结合，注意锻炼身体，增强体质。

病例 1

刘某，32 岁，男，普通职员，2014 年 6 月 12 日初诊。

［初诊］

主诉：婚后 3 年未育。

现病史：婚后 3 年，夫妻性生活正常，一直未采取任何避孕措施，爱人身体健康但未能怀孕，于多家医院检查、治疗，效果不明显。

刻下：自觉胸胁胀满，阴囊潮热，勃起硬度差，舌质暗，舌薄白，有瘀斑，脉沉涩。

既往史：习惯性便秘，否认糖尿病、高血压等，否认外伤史。

个人史：饮酒史 10 年余，每日约白酒半斤。

专科查体示：外生殖器发育正常，睾丸、附睾、输精管未见明显异常，精索可触及条索状改变，阴毛呈男性分布。

实验室检查：查精液常规示，量 1.5mL，乳白色，pH7.5，60 分钟内不完全液化，密度为 $12 \times 10^6/mL$，PR8%，PR+NP17%，成活率为 10%，血尿常规及肝功能检查均未见明显异常，余检查（−）。阴囊彩超提示，双侧精索静脉曲张。

［西医诊断］男性不育症，少弱精子症，精液不完全液化，死精子症。

［中医诊断］男性不育。

［中医辨证］气滞血瘀、湿热蕴结。

［辨证分析］患者查精液常规提示死精子症。可见该患者的精子生成微环境受到了影响。结合病史及检查，患者阴囊潮热，胸胁胀满，查彩超提示双侧精索静脉曲张，这与平时的生活习惯有关。3 年不能如愿

71

生育，心情郁闷，气血运行不畅，肝失疏畅，导致气机不利，气滞血瘀，又多饮酒，湿热内生，影响精子的正常濡养，发为死精子症。

[中医治则] 行气活血，清热利湿。

[处方] 车前子10g，覆盆子10g，五味子12g，枸杞子15g，菟丝子10g，王不留行30g，丹参10g，生麦芽60g，黄柏12g，茯苓15g，淫羊藿15g，川楝子10g，柴胡10g，鸡内金15g，苍术10g，青皮10g，生地黄15g，玄参10g

水煎服，1个月，并嘱其忌辛辣刺激之品，保持大便通畅，生活规律，复查精液常规。

[二诊] 患者诉性欲改善，阴囊潮湿感明显减轻，胸胁胀满感好转，无明显不适，舌淡红，苔薄黄，脉滑数。复查精液常规示，量3.5mL，30分钟不完全液化，密度为$17×10^6/mL$，PR20%，PR+NP33%，精子成活率为47%。李海松教授认为患者目前病情改善明显，仍要注重活血药的运用，在前方的基础上加红花10g，水蛭6g，蜈蚣3g，继服1个月。嘱其放松心情，加强适度锻炼。

[三诊] 患者未诉不适，复查精液常规示30分钟完全液化，PR35%，PR+NP46%，精子成活率为65%，嘱其可让爱人做备孕准备。

从此病例可知，李海松教授在治疗因死精子症导致的男性不育症时注重运用活血药。根据病史及检查提示，辨证判断，患者乃心情郁闷，气血运行不畅，肝失疏畅，导致气机不利，气滞血瘀，影响精子的正常濡养，发为死精子症。因此李海松教授在五子衍宗丸的基础上予丹参、王不留行、川楝子、柴胡、青皮、苍术等活血化瘀，疏肝行气；予生麦芽、淫羊藿、黄柏、鸡内金养阴生精。患者有长期便秘病史，其精索静脉曲张与便秘有一定的关系，因此予生地黄、玄参，取增液汤之意，避免因腹压增大加重精索静脉曲张，进而影响精血的输布。二诊时患者精子数量及液化尤其是精子存活率均较前明显好转，结合舌脉，考虑前期的血瘀症状得到一定的改善，因此精道略畅通，气血得以通过精道涵养精子，故在二诊中继续加入水蛭、蜈蚣等活血通络之品，一方面保持精道通畅，另一方面使勃起硬度得到改善，提高受孕的成功率。患者坚持服用该方，三诊后精液质量接近正常，已达备孕的标准。

中医学认为"脾胃为后天之本，气血生化之源"，饮食物通过脾胃的消化吸收变为水谷精微，滋养身体的各个部分。中医学认为，气为血之帅，血为气之母。脾统血功能正常，则阴茎血脉灌注充盈。若脾不统血，气血不足，使血行无力，瘀血内生，阻碍气血灌注阴茎脉络，发为阴茎勃起硬度差，使男性不能在正常的性生活中达到射精而影响受孕。或劳累过度，损伤脾胃之气，则气血生化无权。气血两虚，肾精生化无源，可致死精子症，引起不育。对于男性死精子症，李海松教授提出"无证可辨，从虚瘀论治"。因为在门诊中，很多死精子症、畸形精子症患者各项检查未见明显异常，但存在精子异常，因此，给精子生长"找出路"是治疗男科精子异常的思路之一。

结合病例，患者有饮酒史、双侧精索静脉曲张病史，有血瘀、有湿热、有肝郁，经过一诊的活血、疏肝、清热治疗后，精子数量及成活率明显上升，因此活血化瘀的思路是正确的。二诊中李海松教授添加红花、水蛭、蜈蚣等活血通络之品。水蛭有破血逐瘀的功效，《神农本草经》云："主逐恶血，瘀血，月闭，破血逐瘀，无子，利水道。"而蜈蚣"走窜之力最速，内而脏腑，外而经络"，对于死精子症患者，重用活血通络之品能够很好地改善精子生长、成熟的微环境。

注：男性不育症的发生率有增长的趋势，而男性的精子质量也呈现出逐渐下降的趋势，因此精液质量的参考标准也在不断更新之中。对于男性不育症，李海松教授提出以下三点辨证思路。

1. 辨病与辨证相结合 李海松教授认为，辨病与辨证相结合是现阶段男性不育症中医诊疗的特色。男性不育症的产生是多种因素共同作用的结果，因此在筛查男性不育症患者信息时，要详细询问病史，生活习惯、兴趣爱好、工作环境、既往史等，通过筛查进而发现可能导致死精子症的潜在原因，积极调整生活方式，同时在备孕期间尽量规避不利因素，保持一种放松的心态，从而达到一种"男精壮，女经调"的状态，增加受孕的机会。灵活运用现代检测方法辨病，然后针对潜在的病因等按照中医理论进行辨证，避免治疗的盲目性。

2. 微观辨证与宏观辨证相结合　李海松教授认为，很多不育患者因长期不育大多接受了系统检查，而仅表现为精液质量的异常。因此，根据精液质量辨证就尤为重要。精液质量可以从微观上反映出不育患者的病理变化。根据精子发生的多个环节，采取综合治疗手段，微观与宏观相结合。

3. "多因"理论　对于难治性死精子症，找不到明确病因，但是找不到并不代表没有原因，临床表明，这种情况多是多种致病因素共同作用的结果。李海松教授提出，在诊治过程中要采取综合性调理，兼顾各种导致死精子症的潜在因素。在治疗上多采用中西医结合方法，并提出将男科用药"西药中医化"，即将西药赋予其四气五味、性味归经等特点，并根据"多因"理论进行多方位、多靶点的治疗。

无精症的病因是什么

二、勃起功能障碍

阳痿是指男性除未发育成熟或已到性欲衰退时期，性交时阴茎不能勃起，或虽勃起但勃起不坚，或勃起不能维持，以致不能完成性交全过程的一种病症。最早记载阳痿的中医文献为马王堆医书《养生方》，称之为"不起"；《内经》中称为"阴痿""筋痿"。明代周之干首次以"阳痿"命名本病，在《周慎斋遗书·阳痿》中有"阳痿多属于寒"的记载。"阳痿"与"阳萎"病名通用。其临床特点是成年男性虽有性的要求，但临房阴茎萎软，或举而不坚，或虽坚举而不能保持足够的勃起时间，阴茎不能进入阴道完成性交。阳痿是常见的男性性功能障碍疾病，且随年龄增长而上升，60岁以上者尤为明显。目前西医学将阳痿称为"勃起功能障碍"。

【西医病因病理】

西医学认为，引起阳痿的原因有器质性和功能性两大类。其中器质性原因主要包括血管性原因、神经性原因、内分泌性原因、手术、外伤及药物性因素等。功能性原因多为精神因素，如恐惧、紧张、忧郁、体力和脑力过度疲劳等。

【中医病因病机】

中医讲阳痿的病因病机比较复杂，但总与肝、肾、心、脾功能失调密切相关。年龄较小，或体质强壮者，其病多与心肝相关，是心神与情志之变；年龄较大，或体质衰弱者，又多与脾肾相联系，是虚损之疾。然其理归结到一点，阳痿乃阳道不兴、功能失用之故，其基本病理变化多为肝郁、肾虚、血瘀。

1. 情志所伤　哀愁缠绵，忧郁不舒，情志不遂，致肝失条达，疏泄不利，气机不畅，阳气不伸，宗筋弛缓，则病阳痿。

2. 湿热伤筋　外感湿热郁滞肝胆，或嗜食辛辣及醇酒厚味致脾胃湿热内生，终致湿热流注下焦，灼伤宗筋，阴茎弛纵，故阳事不举。

3. 心脾两伤　用脑过度，思虑过多，或幻想连连，所愿不遂，以致劳伤心脾，心脾虚弱，气血不旺。心虚神不守舍，阳不下煦外肾；脾虚不运，精微不能下养玉茎，故而阳事不举。

4. 气滞血瘀　宗筋之振，非血液充足不可为，血液运行正常，则宗筋受血而振奋，阳兴用事。若气郁不畅，疏泄不及，或久病不愈，或外肾、玉茎外伤，气血滞缓，终致血液滞涩，运行障碍，则宗筋受血不足而不振。

5. 脾胃不足　大病久病失于调养，或饥饱失调，损伤脾胃，致脾胃虚弱、运化无力，气血生化不足，不能输布精微以养宗筋，则宗筋不举而痿软。

6. 药病损伤　久用或过用苦寒攻伐之剂，或大量使用镇静剂、抗高血压药、雌激素等药物，损伤肝肾，宗筋失养，阳道不兴而阳痿。

7. 色欲过度　少年累犯手淫，戕害太早，或婚后恣情纵欲，不节房事，以致肾气亏损，命门火衰，宗筋失于温养，故痿软不兴。

【诊断要点】

1. 临床表现　有性刺激和性欲情况下，临房阴茎不能勃起或勃起不坚，勃起时间短促，很快痿软，以致不能进行或完成性交，并持续 3 个月以上。但须除外阴茎发育不良引起的性交不能。常伴有头晕、心悸、

75

精神不振、夜寐不安、胆怯多疑等症状。患者多思虑无穷、多疑善感，精神压力大。

2. 辅助检查　西医学认为阳痿有功能性与器质性之别，除常规检查尿液、性激素外，还可做夜间阴茎勃起试验；或进行多普勒超声、阴茎动脉测压、阴茎海绵体造影等检查，确定有无阴茎血流障碍。

【辨证论治】

1. 肝气郁结证　阳事不兴，或举而不坚；心情抑郁，烦躁易怒，胸胁胀满，善太息，纳食不香，舌淡红，苔薄白，脉弦或细弦。

2. 湿热下注证　阴茎痿软；阴囊潮湿，瘙痒腥臭，睾丸坠胀作痛；小便色黄，尿道灼痛，胁胀、腹闷、体困倦，泛恶口苦；舌红，苔黄腻，脉滑数或沉滑。

3. 脾虚胃弱证　临房阴茎举而不坚；纳食减少，脘腹饱闷，身体倦怠，四肢乏力，面色萎黄；舌淡，苔薄，脉沉弱。

4. 气血瘀阻证　阴茎临举不坚，经久不愈，或服滋补反甚；伴精神抑郁，会阴有胀感，睾丸刺痛或少腹抽痛，肌肤粗糙失润；多有动脉硬化、糖尿病或阴部外伤及盆腔手术史，阳事不兴或勃起不坚，性欲淡漠；舌质暗，边有瘀点或瘀斑，脉沉涩或弦。

5. 心脾两虚　阴茎临房不举，或举而不坚不久；心悸不宁，精神不振，失眠多梦，神疲乏力，面色无华，食少纳呆，腹胀便溏；舌质淡，苔薄白，脉细弱。

6. 惊恐伤肾证　阴茎不举，没有性欲要求时则心悸易惊，精神苦闷，胆怯多疑，夜多梦，或有被惊吓史；舌淡，苔薄白，脉弦细或细弱无力。

7. 肾阴亏虚证　阳事不举，或举而不坚，多由正常而逐渐不举，终至痿软不起；伴腰膝酸软，耳鸣，失眠多梦，遗精，形体消瘦；舌红少津，脉细数。

8. 肾阳不足证　阳事不举，或举而不久，多由正常而逐渐不举，终至痿软不起；神疲倦怠，阴部冷凉，形寒肢冷，面色无华，头晕耳鸣，腰膝酸软，小便清长；舌淡胖，苔薄白，脉沉细。

病例1

患者，赵某，39岁，2016年9月22日初诊。

[初诊]

主诉：患者阳事不举1年余。

现病史：1年前逐渐阳事不举，或举而不久，难以完成房事。服枸橼酸西地那非（万艾可）后阴茎能举，可以完成勃起，然欠坚硬，停药后反复，久之性欲下降，晨勃减少，夫妻感情不和。

刻下：心情抑郁，腰膝酸软，会阴疼痛，易疲惫，纳眠可。舌质红偏暗，边有瘀斑，苔薄白，脉弦涩。否认相关病史及服药史。

[西医诊断]勃起功能障碍。

[中医诊断]阳痿。

[中医辨证]瘀血阻络，肾气亏虚。

[辨证分析]瘀血阻滞，血行不畅，宗筋失养，故阴茎痿而不用；瘀阻肝肾之络，不通则痛，故少腹、会阴、腰骶部可出现疼痛；舌质偏暗，边有瘀斑，脉弦涩，皆为瘀血之症。

[中医治则]活血化瘀，益肾兴阳。

[处方]丹参15g，蜈蚣2条，水蛭5g，柴胡10g，当归10g，蒺藜15g，蛇床子10g，巴戟天30g，淫羊藿15g，赤芍15g，仙茅10g

水煎服，日1剂，早晚分服，连服14剂。

[二诊]患者诉阴茎勃起，阳事已兴，射精快，睡眠欠佳。舌质红，苔薄白，脉弦细。于原方基础上去仙茅，加金樱子15g，五味子10g，炒酸枣仁20g。水煎服，日1剂，早晚分服。14剂。

[三诊]阳事正常，诸症悉除，夫妻感情改善。

[按]李海松教授指出，针对大多数以情志因素为主导的阳痿患者表现为肾虚肝郁的病机，治疗上应采用补肾助阳、疏肝解郁的方法为主。患者腰膝酸软、容易疲惫均为病程日久，肾气亏虚的表现。肾气亏虚，无以鼓动气血，血行不畅，不荣宗筋，故见阳事不举。方中以蜈蚣之性走窜，通瘀达络，水蛭破血祛瘀通经，两者共为君药；当归、赤芍活血化瘀入络，助君药通经达络之力，为臣药；加淫羊藿、巴戟天、仙茅益

肾兴阳，共为佐药；柴胡疏肝行气，气行则血行，为使药。诸药配伍，共奏活血化瘀、益肾兴阳之效，而后减补肾壮阳药力，加金樱子、五味子、炒酸枣仁补肾涩精，养心安神，延长射精时间。

中医能根治阳痿吗

病例2

患者，丁某，31岁，2017年10月17日初诊。

［初诊］

主诉：患者阴茎勃起不坚5年，加重1年。

现病史：患者结婚已5年，婚后即出现阴茎勃起不坚的情况，房事时勃起硬度不满意，但仍可插入，育一子后性功能逐渐减退，时不能插入，性欲下降，夫妇感情受到影响，其妻时常责备，却拒绝由女方主动行房事，致患者情绪渐显抑郁。近1年来，患者房事时已完全不能勃起，亦无晨勃，几乎没有性欲，不能完成性生活，情绪抑郁，善太息，时有失眠，眠差多梦，神疲懒言，畏寒，腰酸乏力，易困倦，易出汗。否认烟酒史，否认高血压病、糖尿病、高脂血症。

刻下：精神萎顿，面有倦容，偶有口苦、口渴，舌质淡，苔薄黄，脉弦细，尺部沉细无力。

［西医诊断］勃起功能障碍。

［中医诊断］阳痿。

［中医辨证］肾虚肝郁兼有血瘀。

［辨证分析］肾阳不足，命门火衰，肾气不能温煦宗筋，故性欲低下，阴茎勃起困难；又因肝气郁结，气机不利，则血行不畅，宗筋失于濡养；肝主情志，气机郁滞则见情绪抑郁、精神不悦、胸闷不舒、咽干口苦等症。

［中医治则］补肾助阳，活血化瘀。

［处方］淫羊藿（仙灵脾）15g，巴戟天15g，柴胡10g，白芍15g，川芎12g，熟地12g，蜈蚣1条，枸杞子15g，菟丝子12g，丹参15g，五味子10g，锁阳15g，茯神15g，怀牛膝12g，丁香6g，仙茅10g，当归10g

14剂，水煎取汁，早晚分服。并嘱早睡早起，强调夫妻双方要多相互关心和鼓励，保持心情舒畅，指导其妻同房时主动配合。

［二诊］精神好转，余症同前。舌淡红，苔薄白，脉沉细。原方继服30剂。

［三诊］情绪好转，性欲好转，行房4次，硬度可。原方减丁香，加水蛭6g，继服14剂。

［按］患者就诊时，精神萎顿，面有倦容，腰酸乏力，神疲懒言，脉尺部沉细无力，为肾阳虚之象，因而方中以二仙汤为基础进行加减。方中仙茅、仙灵脾、巴戟天配合熟地、菟丝子、锁阳，起温肾阳、补肾精之效。但是分析患者起病之因，其妻过度责备致情绪抑郁、夫妻感情欠佳，口苦口渴、善太息，肝郁之象明显，所以补肾同时以柴胡、当归、丁香疏肝行气解郁，又因患者眠差多梦，加用川芎、丹参、茯神、牛膝以养血宁心、引火归原。肝郁日久，气血运行不畅，血瘀于阴器，致完全不能勃起，故以川芎、丹参、蜈蚣合丁香以行气活血。同时告诫夫妻双方应互相鼓励，以坚定治疗信心，并减少肝郁诱因。

阳痿患者生活中需要注意哪些事儿

病例3

李某，男，50岁，工人，2017年5月21日初诊。

［初诊］

主诉：阳事不举1年余。

现病史：1年前出现行房时阴茎举而不坚，坚而不久，近3个月加重，插入困难，晨勃消失。糖尿病史10余年，常年服用阿卡波糖、二甲双胍，血糖控制不佳，空腹血糖为9.8mmol/L左右，糖化血红蛋白7.5%。

刻下：体型偏瘦，精神不振，性欲可，夜间汗出，口渴不欲饮，心烦，小便黄，大便偏干。舌淡红偏暗，边有瘀斑，苔薄黄，脉沉细。

［西医诊断］2型糖尿病，勃起功能障碍。

［中医诊断］阳痿。

［中医辨证］阴虚火旺，瘀血阻络。

［辨证分析］肾阴不足，阴精匮乏，虚火上炎，阴茎虽可勃起，但持续时间较短；阴精不足，充而无力，故举而不坚；同时阴虚内热，非热

第三章　男科病验案

盛伤阴，故口虽干但却不欲饮；舌质暗、有瘀斑为内有瘀血之象。

［中医治则］滋阴泻火，活血通络。

［处方］生地黄 15g，熟地黄 15g，当归 10g，黄芩 15g，黄柏 5g，黄连 6g，黄芪 30g，天花粉 30g，水蛭 6g，蜈蚣 3g，三七 6g，枸杞子 10g，丹参 20g，鬼箭羽 20g，女贞子 10g

14 剂，免煎颗粒，早晚冲服。积极控制血糖，糖尿病饮食，配合运动。

［二诊］患者服药后空腹血糖在 8mmol/L 左右，乏力、夜间汗出、口渴症状已明显缓解，小便频数而不畅，舌淡红，脉细。上方加王不留行 20g，继服 28 剂。

［三诊］勃起硬度改善，可正常插入，但仍不理想，舌淡红，苔薄白。上方加巴戟天 10g，远志 10g。14 剂，加用他达拉非 10mg，隔日 1 次。

［按］李海松教授认为糖尿病性勃起功能障碍（动脉血管性 ED），是由消渴病日久，气血渐衰，气血不行，脉络瘀滞，宗筋失充引起的。因此在治疗糖尿病性勃起功能障碍（动脉血管性 ED）时，既要重视消渴病阴虚燥热的基本病机，又要重视脉络瘀阻的关键病机。治疗时要滋阴清热与活血化瘀并举，兼顾活血通络。方中生地、熟地、枸杞子、女贞子、丹参滋阴清热凉血；当归、三七、黄芪补气活血，充实脉络；黄柏、黄连、天花粉清热润燥；蜈蚣、水蛭活血化瘀，祛风通络。李海松教授治疗糖尿病造成的血管性勃起功能障碍时常加入鬼箭羽，取其活血降糖兼具止渴之效。全方共奏滋阴泻火、活血通络之功。考虑患者糖尿病时间长，而且平日控制不佳，血管功能受损，存在器质性病变，单纯应用中药效果不佳，所以加用西药他达拉非，以提高疗效。

"喝酒助性"或者泡药酒可以治疗阳痿，是真的吗

病例 4

患者，薛某，男，29 岁，2017 年 10 月 11 日初诊。

［初诊］

主诉：勃起功能差 1 个月。

现病史：近 1 个月勃起功能较差，甚则难以勃起，晨勃消失，伴阴

囊胀痛，小腹不适，乏力，纳眠差，多梦易醒，二便调。平时工作繁忙，压力较大，已婚未育。舌淡红，苔白，脉弦。查PHQ-9：18分；GAD-7：16分；性激素检查结果，T：2.3nmol/L；E_2 < 17pg/mL；FSH：5.46IU/L。

〔西医诊断〕慢性前列腺炎，勃起功能障碍，抑郁焦虑状态。

〔中医诊断〕阳痿。

〔中医辨证〕肝郁气滞，瘀血阻络。

〔辨证分析〕肝气郁结，气机不畅，故而患者情绪低落，日久则血行不畅，瘀阻脉络，表现在阴茎即为局部无法得到濡养，房事时勃起欠佳。

〔中医治则〕活血化瘀，疏肝理气。

〔处方〕丹参20g，王不留行20g，川楝子10g，青皮10g，赤芍30g，白芍30g，生甘草10g，制乳香10g，制没药10g，延胡索15g，柴胡10g，生黄芪20g，益母草30g，茯苓30g，小茴香10g，木香10g，盐橘核20g，巴戟天15g，制远志15g

14剂，水煎取汁，早晚分服。

〔二诊〕勃起功能改善，晨勃已出现，阴囊、小腹部疼痛减轻，仍多梦易醒，纳差，舌淡红，苔黄，脉弦。查PHQ-9：12分；GAD-7：12分；前方加石菖蒲10g，知母10g，百合30g，砂仁10g，麸炒枳壳15g。14剂，水煎服。

〔三诊〕自诉勃起功能可，时有阴囊不适，舌淡红，苔白，脉弦。

〔处方〕丹参20g，炒王不留行20g，炒川楝子10g，醋青皮10g，赤芍30g，白芍30g，生甘草10g，制乳香10g，制没药10g，醋延胡索15g，北柴胡10g，生黄芪20g，益母草30g，茯苓15g，小茴香10g，川芎10g，巴戟天15g，烫水蛭10g，盐橘核20g，升麻6g，百合10g，松花粉3g

14剂，水煎服。后电话随诊，疗效满意。

〔按〕患者勃起功能较差，平时工作压力又大，处于抑郁焦虑状态，故以疏肝理气法为基础处方；阴囊胀痛，结合舌脉，辨为血瘀之候。多梦易醒为心血亏虚之候，纳差乏力为气虚之候。阳痿为多种病机相互作用，伤及肾阳而致，故同时从疏肝理气、活血补血、补气利水、散结、

81

壮阳、安神定志多个方面入手组方。二诊时仍纳眠差，乃湿热扰神所致，加用菖蒲、百合解郁安神，知母、砂仁清热化湿。三诊时已仅有轻微症状存在，守原方稍作加减，祛除病根、固本，以防迁延再发。

"肾虚"就会阳痿吗

病例5

患者，段某，男，30岁，2017年6月18日初诊。

[初诊]

主诉：勃起硬度下降1年。

现病史：1年前勃起硬度下降，伴容易遗精，2～3天遗精一次，勃起差，插入即射，夜里难以入睡，入睡时便想男女之事。患者性格内向，与人交流胆怯，平素寡言少语，易疲劳。舌红苔白，脉滑数。

[西医诊断] 勃起功能障碍。

[中医诊断] 阳痿，遗精。

[中医辨证] 阴虚火旺证。

[辨证分析] 心火亢盛，心阴暗耗，神不守舍，故少寐多梦，心中烦热；虚火扰动精室则遗精；心主神志，心火旺则耗伤心血，心神失养则心悸健忘；久遗正虚，则精神不振，体倦乏力。

[中医治则] 宁心安神，涩精止遗。

[处方] 北柴胡10g，白芍12g，制远志9g，石菖蒲10g，煅龙骨30g，煅牡蛎30g，珍珠母30g，醋五味子10g，炒枣仁15g，芡实10g，炒蒺藜10g，茯神15g，陈皮10g

14剂，水煎服，早饭各1次。

[二诊] 睡眠有所改善，遗精未见改善，再服药14剂。

[三诊] 睡眠好转遗精有所改善。1个月后，在原有方中加入合欢皮10g，桑螵蛸10g，继续配合西药，服药14剂后睡眠基本恢复正常。遗精明显好转，每月2～3次，勃起正常。心理方面，嘱患者要善与人交流，广交朋友，遇到心事多向朋友诉说。目前遗精属正常现象，因为无规律性生活，待结婚成家后遗精就会好转。

[按] 心之经脉虽然不直接连于阴器，然心藏神、主神明，为人身五

脏六腑之大主也，五脏皆听命于心。人的精神、生理活动都必须在心（脑）神的支配下才能完成。性之生理活动过程中，心主神明，以司性欲，且主养血脉而充精室。君火为欲念所动，则心气下交于肝肾，"未有君火动而相火不随之者"，肝肾相火起而应之，则心定、肝开、肾强，阳道自然振奋。若心神不安，情志不宁，脏腑功能紊乱，君火难以引动肝肾相火，阳道失其充盈振奋而痿软不举。正如张介宾云："心不明则神无所至，而脏腑相使之道闭而不通""凡思虑焦劳忧郁太过者，多致阳痿。"

心病所致之阳痿，其特点有三：①见于劳心过度者；②多在心病基础上发生，或与心病同见；③其证多虚，间可见实证。其治以养心血、益心气、宁志安神为主。但有心火亢盛或痰火扰心者，则当予清心火以宁心或泻痰火以安神。柴胡疏肝解郁，白芍平抑肝阳，远志、石菖蒲宁心安神益智，共同抑制上扰心神之邪阳。煅龙骨、煅牡蛎，二者相须为用，均有平肝潜阳、镇心安神、收敛固涩之功，然龙骨入心，长于镇心安神，其涩性强，又善收敛固涩；牡蛎味咸，有益阴之功，二者再配以珍珠母与白芍，镇抑上亢之肝阳，酸枣仁、茯神宁心安神，助远志、石菖蒲之力，共为臣药。芡实固肾涩精止遗，陈皮健脾燥湿，共为佐药。

长期禁欲会引起阳痿吗

病例6

徐某，男，35岁，教师，2018年4月4日初诊。

［初诊］

主诉：勃起硬度下降5年。

现病史：患者5年前出现勃起硬度下降，进行性加重，未予特殊治疗。

刻下：头晕目眩，记忆力差，失眠多梦，神疲乏力，形体消瘦，面色萎黄，食少纳呆，腹胀便溏，舌淡苔白少，脉细弱。

［西医诊断］勃起功能障碍。

［中医诊断］阳痿。

［中医辨证］心脾两虚。

第三章　男科病验案

［辨证分析］脾虚气弱则症见神疲乏力、面色萎黄、气短乏力；脾失健运，故食少而腹胀便溏；心血不足，血不养心，故心悸少寐、失眠健忘。舌淡苔少，脉细弱，均为心脾不足之象。

［中医治则］补益心脾。

［处方］黄芪 20g，白术 20g，茯神 15g，当归 10g，龙眼肉 15g，远志 10g，酸枣仁 10g，淫羊藿 10g，补骨脂 10g，阳起石 15g，人参 10g，木香 10g，茯苓 15g

再配以中成药乌灵胶囊。

服药 14 剂后房事能行 3 分钟，再 7 剂而痊愈。心理方面，嘱患者工作之余多做体育运动，紧张繁忙的工作之后适当进行有氧运动，如骑自行车、游泳等。生活应该劳逸结合，长时间脑力劳动会伤脾，动则气行血通。并告知患者，服药期间过性生活，妻子应表现得配合、有耐心，这些辅助措施很重要。

［按］脾为后天之本，主运化；胃为仓廪之官，主受纳、腐熟水谷；气血生化有赖脾升胃降。前阴为宗筋会聚之处，需要阴阳气血温煦濡养，而后才能强劲有力，得行正常。故阴器虽以筋为本，但以气血为用。阳事之用，以气血为本，而气血之盛衰则受阳明脾胃功能强弱之影响。脾胃功能强健，水谷化源充足，气血旺盛，如是则阴茎得以濡养而能行房事。如脾胃功能障碍，则宗筋瘲疭，痿软不举。

方中人参味甘微苦，微温不燥，性秉中和，善补脾肺之气，脾为生化之源，肺主一身之气，脾肺气足，则一身之气皆旺，故人参为大补元气之品；且人参能益气生津，气血津液充足则口渴可止，精神自安，又有生津止渴、安神益智之效，为治虚劳内伤之第一要药。龙眼肉补益心脾，养血安神，亦为君药。黄芪、白术、茯苓助人参益气补脾，当归助龙眼肉养血补心，同为臣药。茯神、远志、酸枣仁宁心安神。木香理气醒脾，与补气养血药配伍，使之补不碍胃，补而不滞，俱为佐药。再加以淫羊藿、补骨脂、阳起石，味咸性温，补肾壮阳，充实元阳，元阳足则脾阳得温，运化水谷有力，气血生化不断。

阳痿患者生活中需要注意哪些事儿

84

三、性欲障碍

性欲障碍是指性欲不正常或不能表达，是性欲亢进、性欲低下、无性欲、性厌恶等的统称。在临床工作中，对于性欲障碍的诊断必须充分考虑超出正常范围的性欲变异所持续的时间和造成的后果，同时性伴侣的个体差异也必须考虑在内。影响性欲的因素很多，主要包括生理性因素如遗传、年龄、内分泌因素等；心理因素如精神情感因素、对性知识的认知程度，以及宗教文化和社会环境因素等；病理因素如躯体疾病，尤其是各种肿瘤、糖尿病和心血管系统疾病；其他因素，如工作压力、性伴侣配合程度、药物等。

其中性欲亢进，中医学将之归属于"淫证""花邪""花旋风""花癫""花心风"等范畴。

本病的发生机制多与"火"有关，不外乎虚、实二证。虚证多为阴精亏损，水不制火，虚阳上亢；实证多为肝郁气滞，郁久化火，相火炽盛而性欲亢进。

性欲减退，中医学并无相应病名，但是根据其证候表现可进行辨证论治，本病的病因病机可分为命门火衰、心脾两虚、心虚胆怯、肝气郁结、痰湿内阻等。

病例 1

陈某，男，41 岁。因阳痿并性欲低下 2 年余，于 2017 年 4 月 4 日就诊。

［初诊］患者诉婚前即有勃起功能障碍病史，婚后依然，渐至兴趣全无。曾先后服用补肾壮阳药物年余，无明显改善。现症见腰膝酸软，神疲乏力，头晕，五心烦热，舌红苔薄，脉细数。

［西医诊断］性欲低下。

［中医诊断］性欲低下。

［中医辨证］肾阴虚证。

［辨证分析］患者肾精不足，不能兴动房事，故性欲减退；虚热内生，相火扰动，故见五心烦热；腰为肾之府，肾主骨，肾精不足则腰膝

酸软；舌红苔薄、脉细数，为肾精亏损生内热之象。

[中医治则] 滋阴降火，补肾充髓。

[处方] 黄柏 10g，知母 10g，熟地 15g，龟甲 20g（先煎），锁阳 10g，当归 10g，怀牛膝 10g，白芍 12g，菟丝子 10g，五味子 6g

14 剂，水煎服，早晚各 1 次。

[二诊] 诉阴茎勃起改善，性欲渐佳，能完成性生活。继续以上方加减调治，3 个月后诉妻子已怀孕。

[按] 本案患者性欲低下与勃起功能障碍有直接关系，长时间负面情绪如压力、焦虑、抑郁、缺乏自信等导致勃起功能障碍，勃起障碍必然导致性欲下降。患者阴精亏虚，阴不济阳，宗筋失养，治以滋阴补肾，重用龟甲以降阴火、补肾水。李中梓《本草通玄》谓："龟甲咸平，肾经药也。大有补水制火之功，故能强筋骨，益心智，止咳嗽，截久疟，去瘀血，止新血。"知母虽为苦寒之品，但质润不燥，上能清润肺气，下可滋补肾阴，与黄柏相配更能达到清泻相火之效，菟丝子、五味子补肾益精养肝，锁阳、白芍润燥养筋养血，从而达到阴虚可滋、虚热可清、筋骨得养。

吃韭菜、喝牛鞭汤等，能壮阳吗

病例 2

丁某，男，39 岁，会计师，2016 年 10 月初诊。

[初诊] 自诉长期睡眠不佳，神经衰弱，3 年来性生活不满意，近半年勃起不坚，性欲减退，伴头晕耳鸣，心悸，健忘，寐差多梦，神疲，两目干涩。舌质红，苔少，脉细数。

[西医诊断] 性欲低下。

[中医诊断] 性欲低下。

[中医辨证] 心肾不交证。

[辨证分析] 心阴不足则心火亢于上，肾水亏于下，心肾不交，症见心失所养，上窍失荣而耳鸣目干、头晕目眩、失眠健忘，兼有房事不举，欲望减退。

[中医治则] 交通心肾。

[处方] 黄连 9g，肉桂 3g（后下），益智仁 10g，熟地 10g，杜仲

15g，当归 15g，枸杞子 10g，山萸肉 10g，鳖甲 10g（先煎），龟甲 10g（先煎），金樱子 10g，沙苑子 10g

14 剂，水煎，分服。

［二诊］患者诉睡眠明显好转，性欲转好，勃起改善。

［按］本案患者长期睡眠不佳，致心火亢于上，肾水亏于下，患者眠差，心悸，健忘，舌红，少苔，脉细，证属心肾不交。故治以交通心肾，滋阴降火。其中黄连配以肉桂，取自交泰丸之意，黄连大苦大寒，主入心经，擅泻心火；肉桂辛甘大热，注入肾经，引火归原，既能制约黄连苦寒伤阳之性，又无助火之弊，水火既济，则心神得安。阴阳相济则宗筋得润，阴茎勃起改善，性欲恢复如常。

除了药物治疗阳痿，还有哪些其他方法吗

病例 3

许某，男，49 岁，2017 年 3 月初诊。

［初诊］主诉性欲下降伴勃起功能障碍 1 年余，服万艾可偶尔能完成性生活。现症见面色无华，神疲懒言，畏寒，腰膝酸软无力，夜尿频，大便溏，舌淡、边有齿痕，脉沉细弱。

［西医诊断］性欲低下。

［中医诊断］性欲低下。

［中医辨证］命门火衰证。

［辨证分析］肾阳不足，命门火衰，机体失于温煦则见性欲低下、形寒肢冷，夜尿频数；肾阳不足，火不暖土则大便溏稀；舌质淡、边有齿痕及脉沉细弱是为肾阳不足的表现。

［中医治则］温补肾阳。

［处方］肉苁蓉 15g，巴戟天 15g，牛膝 10g，杜仲 10g，熟地 15g，枸杞子 12g，山萸肉 12g，五味子 6g，石菖蒲 6g，远志 6g，山药 10g，茯苓 10g

水煎服，日 1 剂，早晚分服，连服 14 剂。

［二诊］患者诉阴茎已能勃起，性欲明显好转，夫妻感情改善。改服金匮肾气丸 3 个月。

第三章　男科病验案

　　[按] 本案为典型的命门火衰。肾阳为人身之根本，肾阳不足则气血生化不足，温煦失职，机能衰退。方中肉苁蓉甘而微温，咸而质润，其性温而不热，暖而不燥，滑而不泄，滋而不腻，能温肾阳而补肾，配以巴戟天、山萸肉使得温补肾阳之力更强，枸杞子、牛膝、杜仲补益肝肾、强筋骨，熟地、山药补阴血，五味子养阴固精，远志、石菖蒲开窍醒神，全方共奏温肾健脾之功。

哪些人容易出现
阳痿

四、不射精

　　不射精症（anejaculation，AE）是指男性在性交过程中阴茎能够维持正常勃起，并可完成正常的抽送动作，但无法达到性高潮获得性快感，也不能在阴道内排出精液，性交后尿液检查无精子及果糖，偶有遗精现象或手淫时能射精的一种性功能障碍。本病主要见于青壮年男性，常导致男性不育症，约占性功能障碍所致不育症的72%，可严重影响夫妻感情，甚至引起家庭破裂，给患者精神心理造成较大的压力。

【西医病因病理】

　　射精的生理过程可分为精液泄入后尿道、膀胱颈关闭及后尿道的精液向体外射出三个过程，是由神经系统、内分泌系统和生殖系统共同参与的复杂生理反射过程，其中交感神经的兴奋性起着主导作用。在性交时，性器官主要是阴茎头部感受性冲动，通过传入神经如阴茎背神经、阴部神经和骶神经传入脊髓泄精中枢和射精中枢，再通过传出神经支配效应器（输精管、精囊、壶腹、膀胱颈及前列腺）而诱发射精并伴随快感的过程。同时这种射精反射功能受大脑的控制，视、听觉性刺激可直接激活大脑的射精中枢，并通过脊髓外侧索下传到泄精和射精中枢，经传出神经而支配射精器官，诱发射精。如果射精通路任一环节发生功能或器质性障碍，均可导致射精障碍。根据患者平时有无遗精和（或）通过手淫刺激能否射精，可将 AE 分为功能性不射精和器质性不射精。西医主要是以加强性教育、心理疏导、药物治疗、经直肠探头电刺激诱发射精等方式治疗本病，但在一定程度上受到患者的排斥，难以达到满意的疗效。

【中医病因病机】

本病当属于中医"精瘀""精闭""精不泄"的范畴，其病位在精室。李海松教授认为本病基本病机是"精气亏虚，瘀血阻窍"，多夹兼证，病机特点为虚实错杂。临床上常运用"益肾填精，温阳化气，活血通窍"的基本思路治疗。本病常见证型有肾虚精亏、瘀血阻滞、气郁痰阻等。

【辨证论治】

1. 肾虚精亏

证候：性欲减退，交而不射、遗精，头晕神疲，舌淡，脉沉细无力。

肾为先天之本，其藏精，主生殖，又为作强之官，所化肾气能司膀胱、精关之开阖。《内经》云："二八肾气盛，天癸至，精气溢泻，阴阳和，故能有子。"因此，肾在男性正常射精过程中主要起两个方面的作用：一是封藏作用，使肾中精气保持充盈、满溢状态，以化生足够的精液；二是推动作用，即肾精所化阳气，在射精过程中把足量的精液排出体外。不射精症即是由于肾精不足、阳气亏虚，无以化生和推动精液所致。

治法：益肾填精，温阳化气。

方药：常用药物有肉苁蓉、黄精、麻黄、细辛等。如在备孕期间可与枸杞子、菟丝子、沙苑子、黄芪等品联合应用，增强补肾生精之力；临证时若见肾阳虚衰，畏寒肢冷、腹痛而泻，小便频数者，常配伍制附子、桂枝增强温阳化气、散寒通滞之力。

2. 瘀血阻滞

证候：阴茎勃起色紫暗，交而不射，阴部胀痛，伴心烦易怒。舌质紫暗，脉沉细涩。

"瘀血阻络、精窍不通"为本病的重要因素，而与射精功能相关的精囊、前列腺所在之精室应归属中医"奇恒之腑"，此处乃气血交会之所，其生理特点是"亦藏亦泄"，当以气血、津液疏通为本。但由于其结构隐匿屈曲，不利疏泄，位处下焦，又常常受到"压迫"，加之患者多年纪较轻，性知识缺乏，单纯为延长射精时间而强行忍精不射，均可导致精室中聚集败精瘀血，日久阻塞精道，使射精不能。另有肾气亏虚之人，无

89

力推动精室血行，故易酿生瘀血之变。无论虚证还是实证，其根本都在于精道阻滞，精窍不开，以致精液不能外泄。

治法：活血化瘀，通络开窍。

方药：常用药物有马钱子、水蛭、琥珀、王不留行等。AE 患者往往兼有勃起功能较差的情况，由于阴茎勃起不能达到足够硬度，而致局部压力过小，精液不易排出，故以水蛭活血化瘀，改善勃起，同时可适量配伍蜈蚣、鹿茸粉等活血通络、温肾壮阳之品，通达肝脉，引血入宗筋，使其得以气血濡养而自能坚硬勃起。临证时可加用炮山甲（代）、黄芪等益气活血之品配伍用之，以增强通利精窍之功。

3. 气郁痰阻

证候：阴茎勃起坚硬，交而不射，少腹及睾丸胀痛，或情志抑郁，或伴胸脘痞闷，食少纳差，阴囊潮湿。舌红，苔黄，脉滑数。

由于 AE 患者在性生活过程中不能射精，甚至影响生育，因此其心理多有压抑情绪产生，加之现代人饮食结构偏于肥厚，易伤及脾胃，酿湿生痰，故在临床诊疗时常见肝、脾、肾等多脏腑功能失调，瘀血与气滞、痰浊、湿邪等多种病理因素夹杂，最终则影响精窍的通畅而导致 AE。

治法：疏肝解郁，除湿化痰。

方药：常用药物有柴胡、白芍、刺蒺藜、石菖蒲、远志、郁金、威灵仙、路路通等。肝郁化火可配伍牡丹皮、栀子清肝凉血；伴有失眠可配伍合欢皮、首乌藤、酸枣仁调肝养血。临证时若伴有湿热下注、小便黄赤、尿道疼痛症状，可配伍通草、金钱草等清热利湿止痛之品，达清利下焦、直开下窍之效。

病例 1

张某，男，25 岁，工人。2016 年 5 月就诊。

［初诊］

主诉：婚后 1 年，同房性交时不能排出精液。

现病史：患者半年前结婚，发现与爱人同房时不能顺利射精，伴勃起硬度稍差，性欲较低，性生活每月 3～4 次，婚前曾有手淫史 4 年，频率较高，每周 2～3 次，自慰时能正常射精，射精潜伏时间 10 分钟左右，婚后手淫也可排出精液，不射精期间并无遗精现象。目前双方考虑备孕，故来就诊。

刻下：近半年勃起不佳，硬度变差，常有困倦乏力，腰背痛，劳动时汗出量多，平素食欲尚可，睡眠质量一般，小便正常，大便质稀不成形，每天 2～3 次。舌淡胖、有瘀点，苔白，脉弦。

既往病史：否认糖尿病病史。

个人史：否认烟酒史。

［西医诊断］不射精症。

［中医诊断］精闭。

［中医辨证］脾肾亏虚，瘀血阻窍。

［辨证分析］脾肾不足，阳气亏虚，无以化生和推动精液，加之患者年纪较轻，缺乏性知识，单纯为延长射精时间而强行忍精不射，导致精室中聚集败精瘀血，日久阻塞精道通畅，使射精不能。同时瘀血与气滞、痰浊、湿邪等多种病理因素夹杂，最终影响精窍的通畅而导致 AE。同房性交时不能排出精液，形体肥胖，勃起不佳，硬度差，常有困倦乏力，腰背痛，劳动时汗出量多，大便质稀不成形，每天 2～3 次，舌淡胖、有瘀点，苔白、脉弦，为脾肾亏虚、瘀血阻窍的辨证依据。

［中医治则］补肾健脾，温阳化气，活血通窍。

［处方］肉苁蓉 20g，黄精 30g，生麻黄 20g，细辛 3g，白术 20g，柴胡 10g，白芍 20g，蒺藜 30g，当归 15g，党参 20g，川牛膝 15g，石菖蒲 6g，郁金 15g，路路通 10g，水蛭 10g，蜈蚣 3g，鹿茸粉 2g，威灵仙 30g，制马钱子粉（冲）0.5g

14 剂，早晚饭后半小时各一包颗粒，免煎，开水冲服。

［生活指导］嘱避风寒、少久坐、多饮水，戒除手淫习惯，延长性生活间隔天数，建议 7 天一次，性生活时做好性前戏，夫妻间相互配合。

［二诊］2016 年 5 月 16 日二诊。诉用药期间同房两次均成功射精，唯精液量较少，射精感觉欠佳，勃起硬度较前改善，性欲增强，汗多、乏力等症状均有改善，余无不适。前方加生黄芪 20g，远志 10g，以益气宁心，化痰通络，继服 30 剂，用法、调护同前。

91

　　[三诊] 2016年5月31日三诊。诉药后同房3次，均能射精，精液量有所增多，快感增加，勃起硬度进一步改善，晨勃增多，同房时信心增强，精神体力明显好转。前方继服30剂，巩固疗效，用法、调护同前。

　　[按] 李海松教授认为，AE以"精气亏虚，瘀血阻窍"为基本病机，且多夹兼证，病机特点为虚实错杂，临床上常运用"益肾填精，温阳化气，活血通窍"的基本思路治疗本病。方中肉苁蓉咸甘而温，善补肾阳，益精血，其补肾益精，暖而不燥，滑而不泄；黄精性味甘平，能补诸虚，填精髓。李海松教授重用肉苁蓉、黄精，取其补肾填精之功，促使精液化生，提高精液质量。麻黄温阳通窍。李海松教授重用生麻黄治疗AE其意有二：一借麻黄发表之力宣上窍以利下窍，起提壶揭盖之用，且生用通窍之力强；二借麻黄温阳化气，助精关开阖有度，使精满则有力排出。细辛性味辛温，辛者能散，温者能通，故善走窜全身，宣泄郁滞，祛风散寒，通利九窍。柴胡苦而微寒，善疏肝解郁，条达肝气，疏散之中又能推陈致新；白芍酸苦而甘，其性微寒，能养血柔肝，行血散邪；蒺藜辛苦而性平，主入肝经，因本品苦泄辛散，其性宣行通畅，功能疏肝而散郁结，尚入血分而活血。临床上常将柴胡、白芍、蒺藜三者合用，发挥"理气解郁，养血柔肝"之功效。李海松教授重用蒺藜，即借其长于疏通肝经循行之处郁滞窍闭，用于本病则能开通精窍。石菖蒲辛苦而温，辛开苦泄，温化阴邪，故善化痰开窍，除湿和胃，治疗AE之痰湿阻滞精窍最为对证。二诊用远志辛苦微温，因味辛通利，故能祛痰开窍，消散痈肿。郁金辛苦微寒，因亦具辛苦之味，故能解郁开窍，且其性寒，兼有清心之功。临证时将石菖蒲、远志、郁金三药合用，即取菖蒲郁金汤之意，增强化痰通窍之力，且三药均有活血之功，用之尤宜。马钱子苦温，有大毒，功善散结消肿、活血通络止痛。水蛭咸苦性平，有小毒，入肝经，走血分，行脉络，故善破血逐瘀，散结消癥，功效峻猛，用之治疗本病能够活血破积，通行络脉，使精室血行通畅，败精瘀血得除，精液盈满自能排出，临证时常将制马钱子粉、水蛭二药合用。蜈蚣、鹿茸粉乃活血通络、温肾壮阳之品，通达肝脉，引血入宗筋，使其得气血濡养而自能坚硬勃起。威灵仙性味辛温，辛者能散，温者能通，既能走表祛风，又通行十二经络，故善祛

风除湿，通络止痛。路路通味苦性平，能祛风活络，利水消肿。

常用配伍药物：李海松教授治疗本病时常用马钱子、生麻黄配伍使用。生麻黄性味辛散，能温经通窍，其主要成分麻黄素又有兴奋中枢的作用，可以加强性冲动，使射精中枢更快达到高潮点，促进精窍筋脉收缩而达到加速排精的目的。但高血压、冠心病患者禁用生麻黄。马钱子具有散结通络、消肿止痛的功效，用量一般为0.3～0.6g，不宜生用、多服久服，治疗不射精症时正是取其通络作用以开精窍。此外，现代研究表明马钱子的主要成分士的宁可以选择性地兴奋整个中枢神经系统，番木鳖碱可以率先使脊髓的反射功能得到兴奋，对于脊髓的反射强度有一定提高，并且能够缩短脊髓反射的时间，因此，能够显著提高射精中枢神经的兴奋度。基于此机制，李海松教授在临床中应用马钱子治疗不射精症，屡建奇功。

不射精症属男科的疑难病症，影响患者的生活质量和家庭关系。治疗前需要首先尽可能明确是功能性不射精还是器质性不射精，然后选用合适的中西医治疗方案。"精气亏虚，瘀血阻窍"为本病的核心病机，临床治疗时应用精简而效专的药对组合，以增强药力，直达病所，在"补肾填精，温阳化气，活血通窍"的基础上兼以解郁、化痰、利湿。马钱子对不射精有一定效果，应用时注意用法用量，防止中毒。

性功能障碍
的治疗

五、逆行射精

逆行射精（retrograde ejaculation，RE）是指在性交过程中出现性欲高潮时，有射精动作，但精液不从尿道外口射出，而从后尿道逆流进入膀胱的一种病症。临床上逆行射精并不少见，在中国男性中发病率为1%～4%。

【西医病因病理】

正常射精过程受到来自脊髓 T_{11}～L_2 交感神经节分出的交感神经节后纤维和骶髓 $S_{2\sim4}$ 分出的神经纤维支配与控制。前者与分布在膀胱颈部、前列腺、附睾、输精管、精囊上的 α_1 肾上腺素能受体（α_1-AR）

发生联系并支配这些器官的活动，后者主要影响外生殖器部位的感觉传递和与性活动相关的肌肉运动。当交感神经兴奋时，其神经末梢释放出的甲肾上腺素作用于 AR，使得附睾、输精管、精囊、前列腺组织中的平滑肌产生收缩效应，液体进入后尿道；继之副交感神经兴奋作用于后尿道，内括约肌收缩，外括约肌放松，将进入后尿道的精液射出尿道。逆行射精是由于射精时膀胱括约肌关闭不全，而尿道膜部括约肌处于收缩状态，导致部分或全部精液逆行射入膀胱。RE 的病因多为器质性（膀胱内括约肌关闭不全）或药物性因素，其具体的病因主要有三个：①器质性因素。先天性疾病如尿道瓣膜症、膀胱憩室、先天性脊柱裂等。②药物因素。抗精神病、抗高血压药物等。③神经因素。多种因素导致支配膀胱颈部的神经功能失常。RE 的西医治疗方法很多，可根据病因选择药物治疗、手术治疗、人工授精等，也可几种方法联合应用。

【中医病机】

RE 在中医文献中无有关病名的记载，多归属于"无子""不育"的范畴，其病位在精室、膀胱。李海松教授认为逆行射精证属本虚标实，本虚以肾虚为主，标实以血瘀为要，血瘀贯穿疾病的全过程，是疾病发生、发展过程中的一个重要因素，也是 RE 的病理产物之一。无论本虚或标实，治疗上均应着眼于益肾活血，辨证施治。本病常见证型有肾气亏虚、气滞血瘀、湿浊瘀阻等。

【辨证论治】

1. 肾气亏虚

证候：性交不射精，但有性快感，随即阴茎疲软，性欲低下或伴勃起不坚，腰膝酸软，头晕神疲或畏寒肢冷。舌淡，苔薄白，脉沉细。肾气亏虚，推摄无力，性交时精液不能循精道排出，反逆流入膀胱。

治法：温肾助阳，益气填精。

方药：常用熟地、枸杞子、麻黄。偏阳虚者可加肉桂、丁香；偏阴虚者可加黄柏、知母；偏瘀阻者可加蜈蚣、蜂房，以增通利之功。

2. 气滞血瘀

证候：性交不射精，但有性快感，或有外伤手术史，伴有少腹、睾丸、会阴部坠胀不适，或有两胁胀满，烦躁易怒。舌质紫暗，脉细涩。

"瘀血阻络、精窍不通"为本病的重要因素，血瘀贯穿疾病的全过程，是疾病发生、发展过程中的一个重要因素，也是逆行射精的病理产物之一。气机郁结，血行不畅，气滞血瘀，精道不通，性交时精液不能循精道排出，反逆流入膀胱。

治法：行气活血通精。

方药：常用柴胡、川芎、白芍、桃仁、红花、川牛膝。可加地龙、路路通、射干等通络开窍的药物。

3. 湿浊瘀阻

证候：性交不射精，但有性快感，伴有阴囊潮湿，甚则湿痒流水。舌红，苔厚腻。外感湿浊，或内伤所致水湿内停，湿浊阻滞，闭阻精道，精液不能循精道排出，反逆流入膀胱。

治则：利水祛湿化浊。

方药：常用菖蒲、威灵仙、萆薢、泽兰等利水祛湿的药物。

病例 1

刘某，男，30 岁，教师。2016 年 5 月就诊。

[初诊]

主诉：结婚 3 年未育。

现病史：婚后一直未避孕，性生活正常，多次同房后未见精液射出，偶有精液射出，量少，质稀，同房时有射精动作及快感。检查精液常规，精液量 0.1～0.3mL，均未发现精子，行性交后第 1 次尿液化验发现精子和果糖。

刻下：性欲减退，伴勃起硬度不佳，双侧腹股沟及会阴部隐痛，腰酸乏力，健忘，纳可，眠差，二便调，舌暗红，苔白，脉沉细。

既往病史：否认睾丸外伤及手术史，否议腮腺炎、睾丸炎病史，否认糖尿病及其他慢性病史。

查体：外生殖器未见异常。

实验室检查：前列腺液镜检见卵磷脂小体（+++），WBC 每高倍视野 0～5 个；血浆性六项（－）。生殖器、泌尿系彩超：未见明显异常。

［西医诊断］逆行射精。

［中医诊断］无嗣。

［中医辨证］肾虚血瘀，瘀阻精道。

［辨证分析］肾为气之根，一旦肾气亏虚，气不行血，局部循环障碍而致瘀，瘀久易阻碍气机，气机逆乱则膀胱气化功能失常，精关开阖失度，使精液倒流入膀胱。逆行射精证属本虚标实，本虚以肾虚为主，标实以血瘀为要，血瘀贯穿疾病的全过程，是疾病发生、发展过程中的一个重要因素，也是逆行射精的病理产物之一。肾气亏虚，固见腰酸乏力，健忘，性欲减退，勃起硬度不佳；瘀血阻滞，固见精液逆行，双侧腹股沟及会阴部隐痛。

［中医治则］益肾活血，疏通精道。

［处方］白芍30g，炒柴胡10g，桃仁10g，红花10g，当归15g，淫羊藿15g，川芎15g，熟地黄15g，炒枳实10g，牛膝10g，桔梗10g，丹参30g，枸杞子30g，麻黄10g，石菖蒲10g，地龙10g，射干10g。

14剂，早晚饭后半小时各一包颗粒，免煎，开水冲服。

［生活指导］嘱患者多运动，清淡饮食，忌久站久坐，放松心态、适时同房，做好较长时间服用中药的心理准备。

［二诊］2016年5月21日二诊。患者诉神疲乏力、睡眠改善，但仍有性欲减退，伴勃起硬度不佳，双侧腹股沟及会阴部隐痛，腰酸，近期因妻子生理期未同房，纳可，二便调，舌暗红，苔白，脉沉细。予续前方加蜈蚣2条助阳通络。

［三诊］2016年6月10日三诊。患者诉同房后在避孕套内见些许精液，色黄，且有射精抽搐感，勃起硬度较前改善，双侧腹股沟及会阴部隐痛、腰酸等症状消失，纳眠可，舌稍暗，脉细。继以前方加炒麦芽30g、炒白术15g以固护脾胃，21剂，服法同前。于2016年6月25日接患者电话告知，同房及手淫后发现精液量较前增多少许，色淡黄，有明显的射精感觉，纳眠可，已成功留取精液标本，并完成精液常规检查。

［按］李海松教授认为，对于逆行射精的治疗，要把握住本虚标实的特点，注重血瘀的病理变化。故在应用活血化瘀时，若邪实当祛邪活血，

若正虚应扶正活血。在选用活血化瘀药物时，多用养血活血之品，少用破血搜剔之药，以免耗伤气血。熟地黄，甘、微温，滋阴补血，益精填髓；淫羊藿，辛、甘、温，能补肾助阳；当归，甘、辛、苦、温，补血活血，养新血。三者共为君药。桃仁，活血祛瘀；红花，祛瘀止痛，活血通经；川芎，行气活血；枳实，破气行滞。四者配伍，活血行血，共为臣药。柴胡、白芍疏肝柔肝；桔梗为舟楫之品，能通调水道，可宣通肺气，引药上行；牛膝补肝肾，强筋骨，逐瘀通经，引血下行，直达病所。四药共为佐药。麻黄可通九窍，调血脉，使三焦宣畅无阻，气机疏通，精道通畅，精室自通。石菖蒲也可通九窍；麻黄配石菖蒲可通精窍，畅心神；地龙可通精窍，射干开通泄降。四药相配，助君臣活血调气通经窍，共为使药。研究表明，麻黄中麻黄碱、伪麻黄碱是肾上腺受体兴奋剂，可使交感神经节后纤维释放儿茶酚胺，能增强输精道的平滑肌收缩，对射精有促进作用；石菖蒲中的挥发油类似氨茶碱，具有松弛平滑肌的作用。诸药合用，补肾而不滋腻，祛瘀不伤正气，既能升阳，又能引邪下行，使气血调和，精窍通畅。

阳痿不治疗有哪些危害

六、前列腺炎

前列腺炎（prostatitis）属于中医"淋证""精浊""白浊""癃闭"等范畴，是中青年男性的一种常见病、多发病，约50%的男性在一生中的某个阶段均会受前列腺炎的困扰，往往与后尿道炎、精囊炎同时发生。本病临床上有急性和慢性、细菌性和非细菌性、特异性和非特异性之分。其中，以慢性非细菌性前列腺炎（chronic non–bacterial prostatitis, CNBP）最为多见，占90%～95%，具有发病缓慢、病情顽固、反复发作、缠绵难愈的特点。据不完全统计，本病占泌尿男科门诊病人的1/3左右，而其发病机制与病理生理学改变尚不十分清楚。

【西医病因病理】

西医对前列腺炎的分类较多，目前在国际上多采用1995年美国国立卫生研究院（NIH）分类方法，主要将其分为四类：Ⅰ型，急性细菌性前列腺炎；Ⅱ型，慢性细菌性前列腺炎；Ⅲ型，慢性非细菌性前列腺炎/慢性骨盆疼痛综合征（CP/CPPS），该类还可进一步分为ⅢA型和ⅢB型；Ⅳ型，无症状的炎症性前列腺炎（AIP）。

其临床表现主要有三方面：一是排尿症状，容易出现反复的尿频、尿急、小便灼热感，偶尔有尿道刺痛感；二是疼痛症状，主要以盆底区疼痛为主，包括小腹、会阴、肛门、阴囊以及腰骶部的酸痛或坠胀不适；三是性功能障碍症状，部分人群可出现性功能障碍的表现，包括性欲低、早泄、遗精、勃起功能障碍，合并精囊炎的可出现血精、射精痛等症状。

慢性前列腺炎往往病程较长，反复发作，多数患者可同时伴有抑郁、焦虑等精神心理症状。慢性前列腺炎尤其是非细菌性前列腺炎的发病机制、病理生理学改变还不十分清楚。

【中医病因病机】

本病多因湿热蕴结下焦精室或久病及肾，或气血运行受阻而成，或肝气郁结、肾阴不足、脾肾阳虚等所致，其病与肝、肾、膀胱等脏腑功能失常有关，病位主要在精室。在经脉则与足厥阴肝经、足少阴肾经、足太阴脾经、足太阳膀胱经、任脉、督脉最为密切。

湿热之邪，可由外侵入，亦可由内而生。外感六淫湿热火毒，火热之邪下迫膀胱，或下阴不洁，秽浊之邪侵袭，皆可酿生湿热，导致湿热毒邪蕴结精室不散，瘀滞不化，水道不利而发为本病；或饮酒及食辛辣炙煿之品，湿热内生，或素食肥甘厚味之品，损伤脾胃，脾失健运，水湿潴留，郁而化热，致使湿热循经下注，蕴结下焦，发为本病。

房事不节，或外肾受伤，或气机不畅，久则及血，均可损伤精室脉络，以致气滞血瘀，精窍不利而为本病。或湿热、寒湿之邪久滞不清，则致精道气血瘀滞，使本病迁延难愈。

情志不舒，思欲不遂，而致肝气郁结，发为本病。

素体阴虚，房事不节，热病伤阴，久病及肾，肾精亏虚，水火失济，阴虚则火旺，相火妄动而生内热，发为本病。

秉赋不足，素体阳虚，劳累过度，导致肾阳不足，或肾气亏虚，精室不藏；或素体脾虚，饮食劳倦，脾失健运，以致中气不足，正气虚损，乃发为本病。

总之，慢性前列腺炎多由相火妄动，所愿不遂，或忍精不泄，肾火郁而不散，离位之精化为白浊；或房事不洁，湿热从精道内侵，湿热壅滞，气血瘀阻而成。或病久伤阴，肾阴暗耗，出现阴虚火旺证候；亦有体质偏阳虚者，久则火势衰微，易见脾肾阳虚之象。慢性前列腺炎的核心病机：肾虚为本，湿热、肝郁为标，瘀滞为变。

【诊断要点】

1. 临床表现

（1）疼痛症状：常以前列腺为中心辐射到周围盆底组织，多见小腹、会阴、阴囊、睾丸、腰骶、股内侧等部位的疼痛、坠胀或不适感。

（2）排尿异常：多见尿频、尿急、尿痛、尿不尽、尿道灼热感，或晨起、尿末或大便用力时，自尿道溢出乳白色的分泌物。

（3）精神神经及性功能异常：表现为头晕耳鸣、失眠多梦、焦虑抑郁等，甚或出现阳痿、早泄、射精痛、遗精等。

2. 体格检查　直肠指检前列腺大小正常，或稍大、稍小，触诊可有轻度压痛或结节。有的前列腺可表现为软硬不均或缩小变硬等异常现象。

3. 实验室检查

（1）前列腺液检查：主要观察EPS中白细胞和卵磷脂小体数量。正常的前列腺液外观为乳白色稀薄液体，内含卵磷脂小体高倍视野下≥+++，白细胞数每高倍视野<10个，无或偶见红细胞，无脓细胞。当EPS内卵磷脂小体减少、白细胞数每高倍视野≥10个时，提示前列腺存在炎症。但目前多将此检查作为辅助诊断之一，而非金标准。

（2）尿常规及尿沉渣检查：该项检查是排除其他疾病的辅助方法。

（3）病原学检测：目前对前列腺炎的病原学检查多采用"四杯法"或"二杯法"，是鉴别细菌性和非细菌性的常用方法，对慢性前列腺炎临床用药有一定的指导意义。

【鉴别诊断】

1. 慢性附睾炎　阴囊、腹股沟部隐痛不适，类似慢性前列腺炎。但

99

慢性附睾炎于附睾部可触及结节，并伴轻度压痛。

2. 精囊炎 精囊炎和慢性前列腺炎多同时发生，除有类似前列腺炎症状外，常有血精及射精疼痛的特点。

3. 尿道炎 尿道炎表现为尿频、尿急与尿痛。但前列腺炎有会阴部不适、排尿困难及发热等，且直肠指检发现前列腺饱满伴压痛。

4. 精索静脉曲张 主要是精索静脉回流受阻或静脉瓣膜失效，血液反流，导致精索蔓状静脉丛迂曲、扩张。多见于经常增加腹压的男性，主要表现为阴囊坠胀、疼痛等，但B超诊断容易，易与本病鉴别。

5. 良性前列腺增生症 大多在老年人群中发病。尿频且伴有排尿困难，尿线变细，残余尿增多。B超、直肠指检可进行鉴别。

【辨证论治】

主张综合治疗本病，注意调护，辨证论治为主。临床以复合证型多见，应抓住肾虚、湿热、肝郁、血瘀等基本病理环节，分清主次，权衡用药。

1. 湿热蕴结证

证候：尿频，尿急，尿痛，尿道灼热感，排尿终末或大便时偶有白浊，会阴、腰骶、阴囊、睾丸、少腹坠胀疼痛，阴囊潮湿，尿后滴沥。舌红苔黄或黄腻，脉滑数或弦数。

治法：清热利湿，佐行气活血。

2. 气滞血瘀证

证候：病程日久，少腹、会阴、睾丸、腰骶、腹股沟坠胀隐痛或痛如针刺，时轻时重，在久坐、受凉时加重。舌黯或有瘀点、瘀斑，脉多沉涩。

治法：活血化瘀，行气止痛。

3. 肝气郁结证

证候：会阴部或外生殖器区，或下腹部，或耻骨上区，或腰骶及肛周坠胀不适，隐隐作痛，小便淋沥不畅；常伴有胸闷、善太息、性情急躁、焦虑抑郁等，症状随情绪波动加重。舌淡红，苔薄白，脉弦。

治法：疏肝解郁，理气止痛。

4. 肾阴不足证

证候：病程较久，尿后余沥，小便涩滞不畅，时有精浊，伴腰膝酸软，头晕眼花，失眠多梦，遗精早泄，五心烦热，口干咽燥。舌红少苔，脉沉细或细数。

治法：滋补肾阴，清泻相火。

5. 脾肾阳虚证

证候：病久体弱，腰骶酸痛，倦怠乏力，精神萎靡，少腹拘急，手足不温，小便频数而清长，滴沥不尽，阳事不举，劳则精浊溢出。舌淡苔白，脉沉无力。

治法：温补脾肾，佐行气活血。

【外治疗法】

1. 直肠用药 根据临床辨证可选用前列安栓、解毒活血栓、野菊花栓等。

2. 坐浴 根据临床辨证选择清热利湿、活血化瘀、理气止痛等中药煎汤坐浴，温度不宜超过40℃，每晚1次，每次10～15分钟。未婚或未生育的已婚患者不宜坐浴。

3. 外敷 丁香、肉桂、红花、延胡索、冰片等，研磨，用醋或温水调匀，取适量，用一次性医用辅料贴敷肚脐（神阙穴），睡前贴敷1次，晨起摘除。适用于气滞血瘀证导致的疼痛。

4. 保留灌肠 应用清热利湿、解毒活血、行气止痛、消肿散结中药浓煎150mL左右，放置微冷后（42℃）保留灌肠，每日1次。适用于湿热蕴结或气滞血瘀证。

5. 针灸疗法 选肾俞、关元、气海、膀胱俞、足三里、秩边、三阴交等穴位针刺，每次15～30分钟，可取2cm长艾条插在上述穴位针柄处点燃施灸疗，每穴灸2壮，每日1次，1个月为一疗程；或在上述治疗过程中加用电针，参数为频率1～100Hz连续波，输出电流1～50mA，输出脉冲宽度小于0.175毫秒，输出功率小于3.5W。

6. 物理疗法 主要利用多种物理方法产生热力作用，加速腺体内的血液循环，促进炎症物质的消散与吸收，对于以疼痛为主的患者效果较佳，但对于未婚或有生育要求者不推荐。如超声外治，运用前列腺超声仪于会阴部（穴）进行超声治疗，每天1次，每次30分钟左右。适用于

101

气滞血瘀证导致的疼痛。

【预防与调护】

1. 前列腺按摩时用力不宜过大，按摩时间不宜过长，也不宜过于频繁，以每周 1 次为宜。

2. 忌酒，忌过食肥甘厚腻及辛辣炙煿食物。

3. 养成良好、规律的生活习惯，加强锻炼，劳逸结合，不要憋尿、久坐或骑车时间过长。

4. 性生活规律。

5. 注意前列腺部位保暖。

6. 调节情志，保持乐观情绪，树立战胜疾病的信心。

病例 1

张某，男，27 岁，2015 年 3 月 20 日初诊。

［初诊］

主诉：患者诉少腹、会阴部酸胀疼痛 1 年余，加重 1 周。

现病史：患者 1 年前开始接任初三班主任工作，常伏案久坐，工作压力较大，其间间断出现小腹、会阴部酸胀疼痛，严重时连及大腿根部，伴有排尿次数增多，小便时尿道灼热不适，于当地医院就诊，诊断为"前列腺炎"，予以抗感染治疗，口服"头孢类抗生素"及中成药"热淋清颗粒"两周，小便灼热减轻，其余效果一般；后症状反复出现，在当地医院服用清热利湿中药，稍有改善。1 周前，患者工作时会阴、小腹疼痛再作，来东直门医院男科就诊。就诊时患者会阴坠胀不舒，不能久坐，伴小便频数，常于午后加重（30～40 分钟 1 次），夜尿 1～2 次。近来时感乏力，汗多，精神状态不佳，情绪紧张，口干，手心热，食少，上腹胀，小腹空坠，大便溏（1～2 次／日），时有便后滴白，眠时多梦。舌淡红、边有齿印，苔白，脉弦细。

查体：前列腺直肠指诊，无肿大，质稍硬，有轻压痛。

实验室检查：尿常规未见明显异常。前列腺液常规示卵磷脂小体（++），白细胞每高倍视野 3～5 个。门诊 PHQ-9 评分：14 分（中度抑郁）。

［西医诊断］前列腺炎。

［中医诊断］精浊。

［中医辨证］肝郁脾虚，郁而化热。

［辨证分析］患者长期伏案工作，压力较大，既有局部气血失调，瘀阻精室，又有精神紧张以致肝气郁结，肝失疏泄，水湿停滞，血瘀脉络，则见下腹、会阴酸胀疼痛，小便频数；木郁克土，脾失运化，中气不足，难以固摄津液，故见腹胀、食少、便溏、滴白；五志过极皆从火化，肝郁日久生热，耗伤阴液，故见口干、手心热等表现。

［中医治则］疏肝解郁，健脾缩尿。

［处方］逍遥散加味。柴胡12g，当归15g，白芍30g，薄荷6g，茯苓15g，炒白术15g，郁金15g，延胡索10g，川楝子10g，青皮10g，白果12g，五味子10g，山萸肉10g，乌药20g，益智仁20g，芡实20g，栀子10g

14剂，常法煎服，早晚各1次。

乌灵胶囊，3粒/次，3次/日，口服；前列安栓1粒/次，1次/日，睡前纳肛。

忌饮酒、食辛辣之品、久坐、憋尿，温水坐浴，积极调节情绪。

［二诊］2015年4月3日，药后尿频症状基本消失，少腹、会阴酸胀、疼痛减轻，心情舒畅，PHQ-9评分：6分（轻度抑郁）。仍稍有口干、烦热、食欲不佳，入睡慢，舌淡红、边有齿印，苔薄白，脉滑。前方加麦冬10g，生麦芽15g，继服14剂，常法煎服。乌灵胶囊，3粒/次，3次/日，口服；前列安栓，1粒/次，1次/日，睡前纳肛。调护同前。

［三诊］2015年4月17日，患者诉5剂药后小腹、会阴疼痛消失，腹中温暖舒适，排尿正常，14剂服完诸症消失，PHQ-9评分：3分（没有抑郁）。原方14剂继服，以固疗效；配合乌灵胶囊、前列安栓，用法同前。

［按］本病属于中医"精浊"范畴。《灵枢·经脉》云："肝足厥阴之脉……循股阴，入毛中，过阴器，抵少腹。"又载："主肝所生病者……狐疝，遗溺，癃闭。"李海松教授认为，前列腺所处之精室应归属中医"奇恒之府"，其生理特点是"亦藏亦泄"，由于其盲端结构，病理变化"多滞多瘀"。加之下焦疾病多伤于湿邪，累及肝肾，故精浊常耗伤阳气，缠绵难愈，反复发作。病初多因外邪从溺道进入精道，留滞于内为患，

第三章 男科病验案

103

所以精浊往往"病在精道，涉及水道"。而本案患者长期伏案工作，压力较大，既有局部气血失调，瘀阻精室，又有精神紧张以致肝气郁结，肝失疏泄，水湿停滞，血瘀脉络，则见下腹、会阴酸胀疼痛，小便频数；木郁克土，脾失运化，中气不足，难以固摄津液，故见腹胀、食少、便溏、滴白；五志过极，皆从火化，肝郁日久生热，耗伤阴液，故见口干、手心热等表现。故以逍遥散为基础方，从调气着手，疏肝解郁，养血健脾，以达气行则血行、气行则水行的目的。

李海松教授强调，肝郁日久，一则横克脾土，形成肝郁脾虚之证；一则气滞血瘀，形成肝郁血瘀之证。故本方中以"当归芍药散"的配方思路养血柔肝，活血化瘀，辅以郁金、延胡索、川楝子、青皮疏肝理气，活血止痛，也体现了"从瘀论治前列腺炎"的观点，是解决其疼痛的根本大法。同时加入白果、五味子、山萸肉、乌药、益智仁、芡实等固肾缩尿之品，达到"急则治其标"的目的。

二诊时，因一诊方证相应，疗效已显，唯肝郁日久，郁而化热，引动心火，上炎清窍，故加麦冬清心安神、滋阴养液，加生麦芽疏肝调脾、培护胃气，药后效如桴鼓，可见李海松教授辨证准确，用药灵活。

年轻人前列腺炎会自愈吗

病例 2

赵某，男性，32岁，已婚。2008年3月14日初诊。

[初诊]

主诉：小腹会阴部胀痛不适3年。

现病史：患者诉3年前因小腹会阴部胀痛不适在外院就诊，诊为慢性前列腺炎，给予抗生素等药治疗后疼痛未见好转，后渐发展至不能久坐，坐则疼痛难忍。

刻下：痛苦表情，站立就诊，不能坐于椅上，会阴部疼痛难忍，倦怠乏力，烦躁易怒，小便不利，尿频，尿不净，时有滴白，舌质暗红有瘀斑，舌体胖大有齿痕，苔黄略腻，脉沉弦略滑。

体格检查：前列腺指诊，大小正常，质地不均、稍硬，中央沟存在，有触痛。

［西医诊断］慢性前列腺炎。

［中医诊断］精浊。

［中医辨证］湿热壅滞，血瘀阻络。

［辨证分析］患者为青年男性，属慢性前列腺炎多发人群。往往由于平素嗜食辛辣肥甘之品，或饮酒过度，损伤脾胃，运化失司，水湿停聚，郁而化热，湿热蕴结于下焦；或外感湿热火毒，或房事忍精不泄，导致邪毒下迫膀胱，败精酿湿化热，清浊不分，水道不利而发生本病，故见小便不利，尿频，尿不净，时有滴白。然患者因未能彻底治愈或平素调护不当，导致病情迁延，疾病反复，日久病邪致瘀入络，形成瘀热互结之证，故见会阴及小腹胀痛不适，坐卧不安，结合患者舌脉之象可辨证为湿热壅滞、血瘀阻络。

［中医治则］清热利湿，化瘀通络。

［处方］丹参 20g，王不留行 20g，水蛭 10g，蜈蚣 2 条，当归 15g，赤白芍各 30g，甘草 10g，盐知母 12g，盐黄柏 12g，车前草 20g

共 14 剂，水煎服，早晚各 1 次，嘱其忌酒、禁食辛辣。

［二诊］3 月 28 日，患者仍觉小便不利，尿频，尿不净，滴白已较前明显好转，会阴部仍有疼痛，心情烦躁，舌质暗红有瘀斑，苔薄白，脉弦涩。辨证属肝郁气滞，瘀血阻络，治当行气疏肝、化瘀通络。前方去盐知母、盐黄柏、车前草，加延胡索 15g，川楝子 10g，青皮 10g，香附 20g。14 剂，水煎服，并嘱其调畅情志，注意保暖，避免感冒。

［三诊］4 月 11 日，情绪明显好转，疼痛较前减轻，可以在软座上坐下工作半小时左右，舌质瘀暗较前好转，苔白，脉弦涩。辨证为血瘀阻络。治当活血导滞，化瘀通络。前方去延胡索、川楝子、青皮，加桃仁 12g，红花 6g，乳香、没药各 10g。14 剂，水煎服，调护同前。

［四诊］4 月 25 日，疼痛基本消失，可在普通硬座坐下工作 1 个小时以上，时有腰膝酸软，舌淡红、有齿痕，苔白，脉缓尺弱。辨证为肾气亏虚，兼有血瘀。治当补肾益精，益气通络。前方去当归、桃仁、红花，加熟地黄 25g，枸杞子 30g，生黄芪 20g，党参 20g。共 14 剂，水煎服。

［五诊］5 月 7 日，诉症状消失，查前列腺触痛消失，生活工作恢复

105

正常，嘱其劳逸适度，久坐后适度活动，注意保暖，避免感冒，半年后随诊未复发。

［按］前列腺本身通于前阴，位于下焦，故易受到外邪侵袭，扰动精室，形成湿热蕴结之证，日久则湿热壅滞，影响气血运行，临床常见小便频急，茎中热痛，刺痒不适，尿末可有白色混浊分泌物滴出，睾丸、会阴部胀痛不舒，口干尿黄，舌红，苔黄腻，脉滑等。本例患者病初起源于湿热、血瘀互结下焦，局部络脉不通，故见会阴部疼痛难忍，舌质暗红有瘀斑，并伴有烦躁易怒、小便不利、尿频、尿滴白等症状。李海松教授以清热利湿、活血化瘀通络为治法，适用于湿热蕴结下焦，热瘀壅阻之证。方中丹参、王不留行、当归活血化瘀，走行下焦；水蛭、蜈蚣性质走窜，活血通络；赤白芍、甘草、知母、黄柏、车前草清利下焦湿热。诸药合用，效如桴鼓。

二诊时患者湿热之证已减，肝郁血瘀为主，故前方去知母、黄柏、车前草，加延胡索、川楝子、青皮、香附疏肝解郁，理气止痛。

三诊时患者症状已明显减轻，肝郁之象缓解，但湿热易去，瘀血难除，故去延胡索、川楝子、青皮，加桃仁、红花、乳香、没药加强活血通络力度。

中医治疗前列腺炎有哪些办法

四诊时患者原发症状消失，唯应用活血通络之品日久偏于燥烈，当补益脾肾以佐偏性。

病例 3

陈某，男，44 岁，江苏南通人，2013 年 10 月 15 日初诊。

［初诊］

主诉：会阴、小腹部坠胀疼痛，伴尿频、尿等待、排尿困难 2 年。

现病史：2 年前患者无明显诱因出现会阴、小腹部坠胀疼痛，伴尿频、尿等待、排尿困难，就诊于我科。询问病史，患者在当地医院查前列腺液及 B 超，4.3cm×3.0cm×2.8cm，示慢性前列腺炎。2 年来在当地及南京、上海等多家医院诊治，服用各种中药、西药均无好转。

刻下：肛门坠胀疼痛，憋尿后加重，矢气后好转，尿频（20 分钟 1 次）、尿等待、排尿困难，纳可寐差，夜尿 4～5 次，大便正常。个体自营，压力不大，不嗜烟酒，不熬夜，不久坐。舌暗红，苔黄，脉弦涩。否认糖尿病、高血压等病史，否认外伤史。

体格检查：外生殖器发育正常，睾丸、附睾、输精管、精索未见明显异常，阴毛呈男性分布。

实验室检查：血尿常规及肝功能检查均未见明显异常。

［西医诊断］慢性前列腺炎。

［中医诊断］精浊。

［中医辨证］气滞血瘀。

［辨证分析］患者为中年男性，前列腺炎疼痛表现为起始症状，但临床常见此类患者病情反复，病程日久，造成较大的心理压力，气机不畅，肝气郁结，肝的疏泄调节功能失调，最终影响膀胱开阖，故见尿频、尿急、排尿不畅等症状，且结合舌、脉象，均属于肝气郁结、瘀血阻络的证型。

［中医治则］活血化瘀，疏肝解郁。

［处方］丹参 20g，炒王不留行 20g，白芍 30g，炙甘草 10g，醋延胡索 15g，炒川楝子 10g，醋青皮 10g，北柴胡 10g，黄芪 30g，白果 12g，木香 10g，五味子 15g，乌药 10g，茯苓 10g，槟榔 10g，升麻 6g，合欢皮 15g，烫水蛭 6g

14 剂，水煎服，早晚各 1 次。

并嘱其男科八项注意事项：不饮酒、不食辣、不久坐、不着凉、不憋精、不憋尿、不忍渴、不压抑。

［二诊］2013 年 11 月 26 日，尿频好转，坠胀减轻，尿较前畅，会阴不适、疼痛减轻，夜尿 2～3 次，舌淡红，苔薄白，脉弦细。予前方酌加补肾安神之品，巴戟天 15g，山萸肉 15g，远志 10g，防风 6g，首乌藤 30g。李海松教授认为患者目前病情改善明显，心情明显比初诊开朗，为巩固疗效，仍要在后期用药中注重活血通络。

［三诊］2014 年 2 月 20 日电话随访诸症消失，病告痊愈。

［按］该患者为中年男性，前列腺炎疼痛表现为起始症状，但临床常见此类患者病情反复，病程日久，造成较大的心理压力，气机不畅，肝

气郁结，肝的疏泄调节功能失调，最终影响膀胱开阖，故见尿频、尿急、排尿不畅等症状，且结合舌、脉象，均属于肝气郁结、瘀血阻络的证型，故李海松教授拟疏肝解郁、活血止痛之法。方中用丹参、王不留行、白芍、延胡索、川楝子等药活血化瘀、行气通络止痛，配以水蛭等血肉有情之品破血逐瘀，专入下焦；黄芪、青皮、木香、合欢皮等助气行血，以达到疏肝解郁、活血化瘀之效；白果、五味子、乌药、茯苓、槟榔温中有补，利而不峻，可改善排尿等症状。所以对于前列腺炎疼痛明显的患者，治疗要首重核心病机，注重化瘀通络法的运用，同时将辨证与辨病相结合，身心同调，但用药不宜过猛，强调治病"从瘀、从络论治"的用药准则。

前列腺炎必须用
抗生素吗

病例4

李某，男，33 岁，已婚，2016 年 5 月 20 日就诊。

［初诊］

主诉：排尿不适 2 个月，伴尿道灼热疼痛、尿道口分泌物 3 天。

现病史：2 个月前因尿频、尿急、尿痛不适而至某医院就诊，诊为尿路感染，予以诺氟沙星（氟哌酸）口服后症状好转。3 天前出现小便时尿道灼热感，尿后滴白，晨起尿道口有少量黄绿色分泌物，会阴部疼痛作胀难忍，放射至腰、腹、睾丸。无明显恶寒发热症状。舌红，苔黄腻，脉弦而数。

体格检查：肛门指诊见前列腺肿大，触痛明显，左侧前列腺有波动感。

［西医诊断］急性前列腺炎。

［中医诊断］淋证。

［中医辨证］湿热下注。

［中医治则］清热利湿，解毒止痛。

［处方］绵萆薢 20g，石菖蒲 15g，车前子 20g，茯苓 20g，黄柏 12g，苍术 10g，薏苡仁 30g，川牛膝 10g，土茯苓 30g，马鞭草 15g，菟丝子 15g，生甘草 10g，栀子 10g，黄芩 12g，龙胆草 10g，蒲公英 12g

108

共 7 剂，水煎服，早晚各 1 次，嘱其忌酒，禁食辛辣、油腻、煎炸。

[二诊] 2016 年 5 月 27 日，服药 4 天后便觉局部疼痛症状明显减轻，小便灼热感消失，分泌物减少。舌淡红，苔薄黄腻，脉弦。前方继服 1 周，调护同前。

[三诊] 2016 年 6 月 3 日，药后诸症消失，小便通畅，稍感乏力，纳差，睡眠可，舌淡红，苔薄白，脉滑。前方去龙胆草、黄芩，土茯苓减至 15g，加生黄芪 15g，杜仲 12g，补中益气，共 7 剂，水煎服。1 个月后随访无不适。

[按] 急性前列腺炎属中医淋浊范畴，乃嗜食辛辣肥甘，过度饮酒，内生湿热，袭于肝肾，下注于精室。初期当以清热利湿、泻火解毒为治疗原则。故李海松教授以萆薢分清饮合四妙丸治之，正是此意。方中绵萆薢、石菖蒲、车前子、土茯苓、马鞭草化湿导浊；栀子、黄芩、龙胆草、蒲公英清热泻火；合用四妙丸之黄柏、苍术、薏苡仁、川牛膝清热利湿。然清热利湿之品服用时间不可过长，否则易出现伤阴耗气之弊，根据患者体质及症状表现，方中佐以菟丝子、生黄芪、杜仲、茯苓、甘草补益健脾，温肾益气，除寒凉之伤。

前列腺炎吃什么
药好

七、前列腺增生症

前列腺增生症，又称为良性前列腺增生症，是中老年男性常见疾病之一。前列腺增生症的发病率随年龄递增，部分前列腺增生症患者无明显症状，多数患者随年龄增长，排尿不适等症状随之加重，表现为尿频、尿急、尿失禁、夜尿增多、排尿困难、间断排尿、排尿不尽等。本病属于中医学"癃闭""淋证"等范畴，现代医家根据该病的临床表现及其发病特点，把良性前列腺增生症统称为"精癃"。

【西医病因病理】

有关前列腺增生症的发病机制研究颇多，但病因至今未能阐明。大多数人认为本病的发生与前列腺上皮和间质细胞增殖与凋亡的平衡遭到破坏有关；其他相关影响因素，如雄激素与雌激素的相互作用、前列腺间质与腺上皮细胞的相互作用、生长因子、炎症细胞、神经递质以及遗传因素等。目前已知前列腺增生必须具备有功能的睾丸及年老两个条件。

【中医病因病机】

男子进入"七八"之年，肾气虚衰，肾之阴阳逐渐不足，出现膀胱气化无力，加之湿热、瘀血、败精瘀阻，而成癃闭。本病以肾气亏虚为本，湿热瘀血为标。

湿热内蕴：平素湿热内盛或喜食辛辣肥甘厚味，湿热内生，肾热下移膀胱，而成癃闭。

脾虚：中焦运化无力，影响下焦气化不利，水道不通。

肺气失宣：外感风寒，肺失宣发肃降，不能通调水道，下输膀胱，出现排尿困难或尿潴留。

瘀血内阻：气虚、气滞血行不畅，瘀血阻滞于膀胱、前列腺，发为癃闭。

肾阴虚：素体阴虚，虚火上炎，水液不能下注膀胱。

肾阳虚：高年肾阳亏虚，不能化气行水，而见排尿困难，甚或尿闭。

【诊断要点】

1. 发病年龄 一般在 50 岁左右开始发病，60—70 岁发病率高达 75%。

2. 排尿症状 ①排尿梗阻：排尿踌躇、排尿费力、尿线变细、排尿中断、尿不尽及尿后滴沥；②尿路刺激症状：尿频、尿急、夜尿增多等。

3. 体征 通过肛门指诊可了解前列腺的长度、宽度、形态、光滑度、质地、中央沟情况。正常前列腺表面光滑，质地中等硬度，有韧性感，边缘清楚，中央沟存在。前列腺增生时，腺体长度、宽度均有变化，表面光滑，中央沟变浅或消失。

4. 实验室检查

尿常规：有助于判断是否合并感染，有无泌尿系结石、肿瘤等其他疾病。

肾功能检查：血肌酐值、尿素氮可用来判断膀胱出口梗阻对肾功能的影响。

前列腺特异抗原（PSA）：这是目前最常用的前列腺癌血清标志物指标，如＞10ng/mL，应怀疑有前列腺癌的可能。

5. 其他辅助检查

B超检查：可以精确估计前列腺的形态、体积、凸入膀胱的情况，以及膀胱内有无结石、肿瘤、憩室等。

残余尿测定：排尿后经B超测定膀胱内残余尿量。

尿流动力学检查：判断下尿路有无梗阻、梗阻的程度以及膀胱逼尿肌功能。

【辨证论治】

1. 湿热蕴结证

辨证要点：小便灼热、尿频、尿急，小腹胀满，小便欲解不利或尿点滴而出，口渴，大便秘结。舌红，苔黄腻，脉数。

治法：清利湿热，消癃通闭。

方药：龙胆泻肝汤或八正散加减。

2. 脾肾气虚证

辨证要点：尿频，排尿无力，尿后余沥，时欲小便而量不多，倦怠乏力，气短，纳差，小腹胀满，便溏，肛门坠胀不适。舌淡，脉缓弱。

治法：补脾益气，温肾利尿。

方药：补中益气汤加减。

3. 气滞血瘀证

辨证要点：小便不畅，尿线变细或点滴而下，或尿道涩痛，闭塞不通，会阴憋胀，偶有血尿。舌暗有瘀点，脉弦或涩。

治法：行气活血，通窍利尿。

方药：沉香散加减。

4. 肾阴亏虚证

辨证要点：小便频数，尿黄赤，或闭塞不通，头晕耳鸣，腰膝酸软，五心烦热。舌红少津，苔少，脉细数。

治法：滋补肾阴，通窍利尿。

方药：知柏地黄丸加减。

5. 肾阳不足证

辨证要点：尿频量少，尿无力，尿线细，余沥不尽，重者尿闭不通，面色无华，畏寒肢冷，小腹发凉。舌淡胖，苔白，脉沉细。

治法：温肾助阳，化气行水。

方药：济生肾气丸加减。

【预防与调护】

1. 适度锻炼身体，增强抵抗力，避免感受风寒等外感疾病。

2. 调畅情志，切忌忧思恼怒，避免因心理因素导致病情加重。

3. 避免食辛辣刺激性、寒凉食物，戒除烟、酒，多食纤维性食物。

4. 勿长时间憋尿，保持大便通畅。

5. 避免长时间压迫会阴部，如久坐等。

6. 及时治疗各种感染，尤其是尿路感染。

7. 已发生尿潴留的患者及时导尿或采取其他引流措施。

病例 1

患者聂某，男，59 岁，2015 年 4 月 16 日就诊。

［初诊］

主诉：进行性排尿困难 5 年余，加重半年。

现病史：患者 5 年前开始出现排尿无力，小便分叉，夜尿增多（2～3 次），每于饮酒或局部遇冷后症状加重，未予规范治疗。半年前开始症状明显加重，排尿等待时间延长，常大于 2 分钟，尿量较少时难以排出，伴有尿频、尿急、尿线细，夜尿 5～6 次。行射频治疗，配合口服保列治、翁沥通（不规律），效果不明显。来本院就诊时，自诉前日登山受凉，排尿不畅，当日已近 5 小时未排尿，小腹憋胀感明显，伴腰膝酸软、疼痛，耳鸣、易醒，纳可，大便调，舌暗淡，有散在瘀斑，苔薄黄，脉沉细。

辅助检查：外院查泌尿系超声提示前列腺体积增大（P：3.9cm×5.1cm×4.2cm），前列腺特异性抗原 0.4。

［西医诊断］前列腺增生症（BPH）。

［中医诊断］精癃。

［中医辨证］肾气不足，瘀血阻络。

［辨证分析］患者老年男性，肾虚膀胱气化无力，故见排尿无力、小腹憋胀；肾主骨生髓，气不化精，肾精亏虚，故腰膝酸软，耳鸣、失眠；外感风寒，肺失肃降，水道不利，故排尿不畅；瘀血阻络，故见腰膝疼痛，舌暗有瘀斑。

［中医治则］补肾活血消癥。

［处方］熟地黄20g，菟丝子20g，山茱萸15g，莪术15g，川牛膝15g，王不留行20g，丹参20g，生黄芪30g，乌药50g，大黄6g，桂枝10g，紫菀15g，桔梗6g，黄芩10g，金钱草60g，水蛭10g，木香5g，薏苡仁30g，五味子10g，白果12g，琥珀（冲服）6g

14剂，免煎，开水冲服。忌饮酒、避风寒、少久坐，暖水袋热敷脐部，按摩小腹。

［二诊］2015年4月30日，患者诉首剂药后腹内热感明显，不久即顺利排出小便，服药期间排尿较前通畅，偶有排尿等待大于1分钟，夜尿3～4次，腰痛减轻，睡眠改善，稍有乏力，大便次数增多，1～2次/天。舌淡红，有瘀斑，苔薄白，脉细。前方去大黄、金钱草、琥珀，乌药减至30g，加党参20g，肉桂3g，益智仁20g，防通利之品损伤阳气，继服14剂，用法、调护同前。

［三诊］2015年5月14日，患者诉药后排尿较前有力，排尿较为通畅，夜尿2次左右，偶有尿等待，白天不明显，乏力、腰膝痛已不著，仍耳鸣，可自行消失。舌淡红，有瘀斑，苔薄白，脉弦。前方加石菖蒲15g，肉苁蓉15g，益肾聪耳，继服30剂，巩固疗效，用法、调护同前。

［按］良性前列腺增生症是中老年男性泌尿系统疾病中最常见的疾病，常严重影响患者的生活质量。李海松教授以"肾虚血瘀"作为良性前列腺增生症的核心病机，临床治疗时擅用精简而效专的药对组合，以增强药力，直达病所，在"补肾益气，活血消癥"的基础上可以兼治气滞、痰浊、湿热等多种病理变化，常能在较短时间内取效。

前列腺增生如何
治疗

病例 2

患者赵某，男，65 岁，于 2012 年 3 月 20 日就诊。

［初诊］

主诉：患者诉尿频，小便不畅 3 年，滴沥不通 10 天。

现病史：患者 3 年前出现夜尿明显增多，3 ～ 4 次 / 晚，排尿无力，且排尿时间延长逐渐加重。曾在外院诊断为前列腺增生。伴腰酸痛，膝软无力，四肢怕冷，舌质黯淡，脉沉弱。

辅助检查：（北京某医院）前列腺彩超示前列腺 4.4cm×3.8cm×3.4cm。

［西医诊断］前列腺增生症。

［中医诊断］精癃。

［中医辨证］肾虚不固，痰瘀互结。

［辨证分析］患者年老体弱，脾肾阳气虚衰，故见腰膝酸痛无力，四肢怕冷；肾阳虚衰，火不暖土，难以运化水谷精微，痰饮瘀血内生，发为本病。

［中医治则］益肾调气，化痰消瘀。

［处方］乌药 15g，益智仁 15g，肉桂 6g，覆盆子 15g，山茱萸 10g，五味子 6g，穿山甲（代）12g，海藻 30g，浙贝母 30g，沉香 3g

7 剂，水煎服，早晚各 1 次。

［二诊］服 7 剂后排尿较前通畅，时间缩短，夜尿减少，腰膝酸软、四肢畏寒等症明显减轻，予上方加莪术 12g，黄芪 45g，继服 20 剂，排尿基本正常。

［按］患者年逾六旬，肾气亏虚则腰膝酸软，尿频畏寒；痰瘀互结，尿路阻塞则排尿滴沥不畅。方以乌药、益智仁为主温肾调气；肉桂、沉香补命门之火而纳肾气、司开合；山茱萸、五味子、覆盆子助益智仁益肾固精缩尿；穿山甲（代）、莪术消瘀散结；海藻、浙贝母化痰软坚。诸药合用，使肾气得温，膀胱开合有度，痰化瘀消而病症得愈。

前列腺增生的症状有哪些

病例 3

患者刘某，男性，73 岁，于 2014 年 2 月 15 日就诊。

[初诊]

主诉：患者诉尿细无力，尿不尽 1 年，加重 1 周。

现病史：患者 13 年前开始夜尿次数增多，始为 2 ～ 3 次，渐渐出现排尿踌躇、等待，尿细无力，尿不尽感，无尿急及尿失禁，无膀胱刺激症状及血尿。以后夜尿次数逐渐增多，现为 7 ～ 8 次，白天约为 1 小时 1 次，尿急，排尿费力，尿不成线，点滴而下。伴小腹坠胀，阴囊湿冷，面色无华，形寒肢冷。舌淡胖，苔白，脉细涩。

辅助检查：指诊检查前列腺增大，光滑无结节，中硬、有弹性，边清无压痛，中央沟消失。肛门括约肌张力、肛门随意收缩、球海绵体肌反射均正常。尿常规和肾功能正常，血清 PSA1.0ng/mL，最大尿流率 7.5mL/s，残余尿量 69mL。B 超显示前列腺 5.8cm×5.6cm×4.1cm，未见结节回声。

[西医诊断] 前列腺增生症。

[中医诊断] 精癃。

[中医辨证] 肾虚不固，瘀阻水道。

[辨证分析] 患者平素尿频，尿无力，尿点滴而下，形寒肢冷，小腹坠胀，脉细涩，此为肾气亏虚，失于温煦，瘀血内阻。病久膀胱气化无力，发为癃闭。

[中医治则] 益气补肾、祛瘀通窍。

[处方] 黄芪 60g，水蛭 5g，乌药 20g，炒益智仁 20g，肉桂 6g，沉香 3g，山茱萸 10g，海藻 30g，川牛膝 20g，炒菟丝子 20g

7 剂，日服 1 剂，水煎服，早晚各 1 次。

[二诊] 2014 年 2 月 23 日，服 7 剂后排尿较前通畅，夜尿次数减少，腰酸膝软、四肢畏寒等症明显减轻。上方加莪术 15g，党参 20g，继服 20 余剂，排尿症状明显改善。

[按] 本案患者年逾七旬，肾气虚亏则腰膝酸软，尿频畏寒；瘀阻水道则排尿滴沥不畅。方以黄芪、水蛭补气活血，乌药、益智仁温肾调气；

115

肉桂、沉香一气一血，以补命门之火而纳肾气司开合；山茱萸、菟丝子助益智仁、益肾固精而缩尿；莪术、海藻消瘀散结；牛膝活血祛瘀，引药下行，直达病所。诸药合用，使肾气得温，膀胱开合有度，血行瘀消而病症减轻。

前列腺炎和前列腺增生的区别是什么

八、迟发性性腺功能减退症

迟发性性腺功能减退症（LOH）被定义为中老年男性在低睾酮情况下出现的临床症状和生物化学综合征，也称为男性更年期综合征。中医学虽无相对应病名，但对本病的认识比较早。本病实质上是指中老年男性因年龄增长等因素导致体内阴阳平衡失调，脏腑功能紊乱而出现的以精神神经症状、自主神经症状、性功能减退症状等表现为主的症候群。中医学常将其归入"虚劳""郁证""阳痿""脏躁""眩晕""心悸"等范畴。

【西医病因病理】

随着下丘脑－垂体－性腺轴功能的下降以及睾酮的分泌逐渐减少，男性身体功能的下降无法避免。睾酮对全身各系统都有直接或间接的生理作用，其缺乏将会导致骨骼、肌肉、脂肪、血液和心血管等组织器官及情绪和认知功能下降、性功能下降等病理生理学改变。

【临床表现】

1. 性功能障碍症状　表现为性欲减退，晨间阴茎自主性勃起明显减少或消失，性活动减少，性高潮下降，射精无力，精液量少和勃起功能障碍等。

2. 体能下降症状　表现为体能和精力下降、肌量和肌力下降、体毛脱落和腹型肥胖、乳房发育；或消瘦乏力、食欲下降、便秘、皮肤萎缩、腰膝酸软、失眠或嗜睡等。

3. 心血管舒缩症状　表现为潮热、多汗、心悸等。

4. 精神心理症状　表现为焦虑、自我感觉不佳、缺乏生活动力、脑力下降、近期记忆力减退、抑郁、缺乏自信和不明原因的恐惧等。

【中医病因病机】

本病多因年事已高，天癸将竭，肾精不足，气血亏虚，阴阳失调而引起多脏腑功能失调，尤其以肾气衰、天癸竭为本。阴阳失调，并可累及心、肝、脾诸脏，与足厥阴肝经、足少阴肾经、足太阴脾经、任脉、督脉最为密切，体现了男性的生长发育与衰老从"肾气盛，天癸至"到"天癸竭，精少，肾脏衰"的变化过程。《千金要方》云："人五十以上，阳气日衰，损与日至，心力渐退，忘前失后，兴居急惰。"其描述了人到中年，脏腑功能开始衰退，气血阴阳发生变化，进而产生各种症状。

1. 肝肾阴虚　若素体肾阴不足，至"七八"之年，肾精渐衰，天癸不足，真阴亏损，加之劳欲过度，竭精伤阴，阴不制阳致阴虚内热，出现了更年期证候。肝为肾之子，肝肾同源，肾水不足则肝木失其所养，故见肝肾阴虚之象，若阴不制阳，虚风内动，又可兼有阴虚阳亢的表现。

2. 脾肾阳虚　肾藏精，肾阳乃肾精所化，提供人体各脏腑生理活动的动力。"五八"之后，阳气日衰，或勤于房事，伤精耗气，致命火渐微。及至"七八"之年，肾精渐衰，精不化阳，阳微益甚，失其温煦、推动之力，故见以肾阳虚为主的更年期证候。若素体阳虚，肾阳不足，火不暖土，脾土失温，运化失司，又可形成脾肾阳虚之证。

3. 阴阳两虚　肾为水火之宅，内蕴元阴元阳，阳化气，阴成形，阴阳相济方能使机体脏腑调和。若素体肾气不足，肾阴亏虚，至更年之期，"肾脏衰"而"精少"，精少则化阴不足，化阳无权，进一步加重阳耗阴损，出现阴阳俱虚的证候表现。

4. 肝气郁结　人至中年，阳气日衰，脏腑功能失调，常致性情变异，若调节不及，长期情志不遂，郁怒忧思，过喜过悲，而致肝气郁结，发为本病。肝郁日久，化热生火，或横克脾土，致脾失健运，尚可形成肝郁化火及肝郁脾虚之证，表现出因病致郁、因郁致病的关系。

5. 心肾不交　《瑞竹堂经验方》云："世人中年，精耗神衰，常言百事心灰。盖缘心血少而火不能下降，肾气惫而水不能上升，至心中隔绝，

117

荣卫不和。"文中指出"五八"之后，肾精亏损，精不生血，进而又可出现阴虚血燥，肾阴不足，肾水不能上济于心，心气衰惫，心火渐弱，不能下潜于肾，而致水火失济，故而形成心肾不交之证。

总之，本病多因男子"六八"之后，肝肾之气渐衰，天癸将竭，精血日趋不足，阴阳平衡失调，肾阴肾阳偏盛偏衰，从而引起其他脏腑功能失常，包括肝郁气滞、心肾不交，进而出现了一系列临床表现。因此，男性迟发性性腺功能减退的核心病机为肾虚，即病之本也，而脏腑阴阳失调为标。

【诊断要点】

1. 临床表现 本病多发生于 55—65 岁的男性，临床症状主要表现在四个方面：性功能障碍、体能下降、心血管舒缩及精神心理症状。

（1）性功能障碍主要表现在晨勃消失，性欲减退，勃起困难，阳事痿而不举、举而不坚、坚而不久，性欲高潮质量下降，射精无力和精液量减少，性交难以成功或满意。

（2）体能下降表现为高强度运动能力下降，步行千米困难，弯腰困难，易疲劳，精力不足，肌肉力量减弱等。

（3）心血管舒缩症状表现为潮热、盗汗、头晕、失眠、心悸和神经质等血管运动症状。

（4）精神心理症状表现为包括情绪和认知功能变化，嗜睡，疲惫，缺乏生活动力，记忆力下降，注意力不集中，缺乏自信，自我感觉不佳，工作效率降低；难以入睡，失眠多梦；局部麻木、刺痛或有痒感。

此外，LOH 的体征还包括身体构成的改变（肌力和肌块的减小、身体脂肪增加）、骨密度降低（骨矿物质减少或骨质疏松症）等。同时，雄激素的缺乏还与代谢综合征、胰岛素抵抗、2 型糖尿病以及认知功能减退等有关。

2. 症状评分量表 包括 ADAM 问卷和 AMS 问卷，可作为本病的初筛或用于症状严重程度的评估。

【辅助检查】

1. 血清总睾酮 目前许多医院采用此法监测。特别强调的是测定血中生物可利用睾酮（Bio-T）包括游离睾酮和白蛋白结合睾酮更有意义。研究证明，健康男子的血清 Bio-T 水平是随年龄的增长而逐渐下降的。如果 Bio-T 值降低，即可拟诊 LOH，故这种方法比测定总睾酮方法更准确。

2.试验性睾酮补充治疗（"3T 试验"） 这个试验是在对患者进行为期 4 周的睾酮治疗，以及治疗 4 周后停止治疗时，对患者的症状进行评价。如果患者的症状只是在治疗期间有改善，说明该患者需要睾酮补充治疗，也就是说该患者可能患有 LOH。

【辨证论治】

1.治疗原则 本病以肾气虚衰为主，治疗时要根据证候表现特点辨证论治。肝肾阴虚者，治以滋补肝肾；脾肾阳虚者，温肾健脾；肾阴阳两虚者，治以调补阴阳；肝气郁结者，治以疏肝解郁；心肾不交者，则交通心肾。总之，补肾填精，调补阴阳，疏畅气血，是本病的基本治则。

2.分证论治

（1）肝肾阴虚证：多表现为功能衰退症状及精神心理症状。可见形体消瘦，头晕目眩，双目干涩，视物不清，耳鸣作响，失眠多梦，记忆力差，发脱齿槁，咽干口燥，腰膝酸软，烦躁易怒，忧郁紧张，潮热盗汗，便干溲赤，阳痿遗精，舌红苔少，脉象弦细。

治法：滋水涵木，调肝补肾。

推荐方药：左归饮合一贯煎加减。

推荐成药：左归丸、杞菊地黄丸、二至丸、耳聋左慈丸。

（2）脾肾阳虚证：多表现为男性性功能障碍和体能下降症状。可见性欲下降，房事减少，阳事痿而不举、举而不坚、坚而不久，阴囊冷痛；畏寒喜暖，倦怠乏力，四肢不温，腰膝酸冷，关节疼痛；可伴有懒言声低、小便清长、大便溏稀，舌淡胖，苔白，脉沉细等。

治法：补肾健脾，温阳益气。

推荐方药：还少丹合右归丸加减。

推荐成药：金匮肾气丸、附子理中丸、苁蓉益肾颗粒。

119

（3）阴阳两虚证：多表现为身体功能减退及性功能障碍的症状。可见倦怠乏力，头晕耳鸣，牙齿松动，失眠健忘，腰膝酸软，畏寒怕冷，性欲降低，阳痿不举，食欲不振，夜尿增多，淋沥不尽，大便稀溏，舌淡苔薄，脉细数。

治法：滋阴补肾，温肾壮阳。

推荐方药：二仙汤合中和汤加减。

推荐成药：十全大补丸、补肾益脑丸。

（4）肝气郁结证：多表现为精神心理症状和血管舒缩症状。可见情志不遂，抑郁焦虑，疑惑不安，心悸胆怯，自信不足，善太息，烦躁易怒，噩梦纷纭，胸胁胀痛，食欲不振，腹胀，腹痛欲泻，口苦咽干，头晕耳鸣，性欲减退，阳痿早泄，舌红，苔薄黄腻，脉弦。

治法：疏肝解郁，补肾健脾。

推荐方药：柴胡疏肝散合逍遥散加减。

推荐成药：逍遥丸、肝舒颗粒、乌灵胶囊。

（5）心肾不交证：多表现为血管舒缩和精神心理症状。可见两颧红赤，五心烦热，心烦不寐，心悸不安，烦躁易怒，失眠多梦，潮热盗汗，口燥咽干，形体消瘦，腰膝酸软，眩晕耳鸣，或伴阳痿早泄、遗精、便干溲赤，舌红苔少，脉细数。

治法：益气滋阴，交通心肾。

推荐方药：既济汤合交泰丸加减。

推荐成药：乌灵胶囊、知柏地黄丸、天王补心丹。

【预防与调护】

调护对于迟发性性腺功能减退症有重要的作用，抗衰防老是预防本病或延缓本病出现的最基本途径。

1. 起居有常，生活规律，顺应天性，保养肾精，谨防劳伤。

2. 饮食有节，顾护脾胃，戒烟限酒。

3. 修心养性，调摄精神，保持心态年轻，乐观豁达，尽量避免忧思恼怒、恐惧多疑、精神紧张，多学习和了解中老年保健知识，对于自身患有的慢性疾病，以科学的态度、平和的心态来对待。

4. 积极参加社交活动，克服惰性及孤单情绪。

5. 积极参与文体活动，使老有所为、老有所乐。

6. 保持适度、规律的性生活，既能愉悦情志，加深夫妻感情，又能防止早衰，延缓性器官的功能下降，保持身心健康。

7. 除中药治疗外，可以适当多吃韭菜、核桃、板栗、鱼虾类、海参、鹿肉、动物睾丸等有补肾温阳作用的食物。

病例 1

王某，男，55 岁。2016 年 9 月就诊。

［初诊］

主诉：勃起功能下降伴腰酸、头晕、乏力 2 个月余。平素情绪急躁易怒，头晕耳鸣，健忘失眠，高血压病史 2 年余。舌质红，苔少，脉细数。

［西医诊断］迟发性性腺功能减退症。

［中医诊断］阳痿。

［中医辨证］肝肾阴虚证。

［辨证分析］患者老年男性，肝肾日渐亏虚，肾虚水不涵木，肝阴不足，阴不制阳。肝阳亢于上，故见情绪急躁，头晕目眩。肾精亏虚，脑髓失养，故见健忘失眠，腰膝酸软，身体乏力。参考舌脉，辨为肝肾阴虚证。临床上，肝肾不足也是引起勃起功能障碍的原因之一。肝藏血，能贮藏、调节血液。肝肾同源，肝血充足则肾精得养，反之则肾阴阳失调发为阳痿。

［中医治则］疏肝理气，调补肝肾。

［处方］柴胡 10g，白芍 15g，郁金 10g，蒺藜 10g，生地 15g，熟地 15g，当归 10g，龟甲 20g（先煎），石菖蒲 10g，淫羊藿 10g，五味子 6g，枸杞子 10g，牡丹皮 10g，夜交藤 30g，女贞子 30g，旱莲草 30g

14 剂，水煎服，早晚各 1 次。

［二诊］精神状态明显好转，腰酸头晕乏力已无，勃起好转，但举而不坚。上方去郁金、石菖蒲、夜交藤，加水蛭 3g，巴戟天 10g，肉苁蓉 20g。服药半月，诉同房如常。

第三章 男科病验案

［按］本病患者证属肝肾阴虚，肾气渐衰，阴阳失和而发为本病，治疗上，李海松教授常以二至丸、柴胡疏肝散、五子衍宗丸化裁。患者情绪急躁，故以柴胡、郁金疏肝解郁，生地、熟地、龟甲滋水涵木，女贞子、旱莲草、枸杞子、牡丹皮滋阴补肾凉血，五味子、石菖蒲、夜交藤养心安神，佐以淫羊藿、巴戟天，意在阳中求阴，则阳得阴助而生化无穷，阴得阳升而泉源不竭。

男性阴虚的症状

病例2

周某，男，60岁。2017年11月就诊。

［初诊］

主诉：体检发现迟发性性腺功能减退1年。患者1年前经西医诊断为迟发性性腺功能减退症，常感嗜睡，健忘，小腹胀满，食欲下降，性事减少，腰膝酸冷，夜尿多，便秘难解，或有大便稀溏，舌淡，苔白，脉弱。

［西医诊断］迟发性性腺功能减退症。

［中医诊断］虚劳。

［中医辨证］脾肾阳虚证。

［辨证分析］患者老年男性，年老脾气亏虚，运化失常，故食欲下降，时有腹胀便秘或大便稀溏；脾虚及肾，肾阳不足，机体失于温煦，故见腰膝酸软，夜尿频，勃起功能下降。

［中医治则］温阳补肾，健脾益气。

［处方］淫羊藿15g，仙茅10g，巴戟天15g，淡附片10g，熟地15g，山萸肉10g，黄精10g，枸杞子10g，茯苓15g，杜仲15g，怀牛膝15g

14剂，早晚分服。十一酸睾酮胶丸40mg，每日2次口服。

［按］本病患者证属脾肾两虚，命门火衰，治疗上李海松教授常以还少丹、右归丸化裁。以淫羊藿、巴戟天、仙茅、淡附片温补命门之火，火旺则能脾土健运，气血化生，熟地、山萸肉、黄精、牛膝补肝肾之阴，茯苓健脾利湿，全方温养而不伤阴，刚柔相济，培元固本。

男性更年期症状
有哪些

九、睾丸炎

睾丸炎是男科常见疾病，临床上主要分为急性化脓性睾丸炎和腮腺炎性睾丸炎两种，近年来腮腺炎性睾丸炎发病率呈上升趋势。

【西医病因病理】

急性化脓性睾丸炎主要表现为一侧或双侧睾丸肿大疼痛、发热恶寒，由化脓性致病菌侵及睾丸所致，多发生在尿道炎、膀胱炎、前列腺炎及留置导尿术后，亦可以因身体其他部位细菌感染经血循环播散至睾丸；腮腺炎性睾丸炎除有上述症状外，还可以并发睾丸的软化、萎缩，若累及双侧，可导致不育，多有腮腺炎病史。前者属于中医学"子痈"范畴，后者属"卵子瘟"范畴。

【中医病因病机】

李海松教授认为，急性睾丸炎主要是由于感受外邪，湿热下注，肝经郁热，房事不节，或不洁性交，以致邪毒湿热瘀血结于宗筋，主要与肝肾相关。急性期治宜清热解毒、清热利湿，慢性期以疏肝理气、活血化瘀为主。

1. 湿热下注　感受湿热邪气或过食肥甘厚味，内伤脾胃，湿热内生，下注宗筋，而生子痈。

2. 瘟毒下注　风温病毒侵袭人体，循经下注，滞于肾子而成卵子瘟。

3. 气滞血瘀　情志不舒，肝气郁结，郁而化火，或跌仆损伤，睾丸血络受损，发为子痈。

【诊断要点】

1. 发病前多有急性泌尿系感染、前列腺炎、精囊炎或流行性腮腺炎病史。

2. 急性化脓性睾丸炎起病急，睾丸肿胀疼痛明显，可有小腹部放射痛，阴囊皮肤色红、灼热或伴有发热、头痛、全身酸痛等不适；腮腺炎性睾丸炎多有腮腺炎病史，多数在腮腺炎发生后 3～4 天出现阴囊红肿，睾丸肿大，质地柔韧，触痛敏感，但睾丸不化脓，约有30%的患者睾丸发生不可逆的破坏。腮腺炎病毒主要侵犯睾丸的曲细精管和间质，引起曲细精管变性，生精细胞缺乏，受累睾丸高度萎缩。

3.急性化脓性睾丸炎血常规检查，白细胞计数及中性粒细胞百分比可明显升高；腮腺炎性睾丸炎白细胞计数及中性粒细胞百分比正常或降低，用荧光免疫技术可检测到血清中的病毒抗体。B超检查可见患侧睾丸增大，血流加快。部分病人伴发附睾炎。

【辨证论治】

1.湿热壅盛证

辨证要点：睾丸肿胀疼痛起病急，痛引少腹，阴囊红肿发热，小便黄赤，大便秘结。舌红，苔黄腻，脉滑数。

治法：清热利湿。

方药：龙胆泻肝汤加减。

2.瘟毒下注证

辨证要点：见于腮腺炎性睾丸炎患者。腮腺肿痛，恶寒发热，睾丸肿痛，触痛明显。舌红，苔薄黄，脉浮数或滑数。

治法：清瘟败毒，消肿散结。

方药：普济消毒饮或仙方活命饮加减。

3.气滞血瘀证

辨证要点：多有跌仆外伤、骑跨伤等受伤史。睾丸肿痛坚硬，皮肤青紫或有瘀斑，痛引少腹，睾丸疼痛渐进性加重；舌暗、有瘀点，脉涩。

治法：行气活血化瘀。

方药：复原活血汤加减。

【预防与调护】

1.急性期应卧床休息，可应用抗生素或中成药新癀片治疗，用阴囊托将阴囊托起，可减轻疼痛。

2.急性期可以冷敷，减轻阴囊的充血、水肿及疼痛。

3.饮食宜清淡，忌食辛辣刺激性食物，保持排便通畅。

4.急性期禁止过性生活，慢性期节制房事。

5.加强锻炼，增强体质；注意个人卫生，勤换内裤，以防再次发生本病。

病例 1

董某，男，25 岁，2016 年 7 月就诊。

［初诊］

主诉：左侧睾丸胀痛 3 天。

现病史：3 天前无明显诱因出现左侧睾丸胀痛，伴畏寒发热，外院诊断为急性睾丸炎，肌内注射抗生素效果不明显，前来就诊。现症见睾丸红肿疼痛，伴下坠感，触痛明显，大便干结；舌质红，苔黄腻，脉数。

［西医诊断］急性睾丸炎。

［中医诊断］子痈。

［中医辨证］肝经湿热证。

［辨证分析］患者青年男性，湿热毒邪或寒湿内侵肌体，致气机不利，湿邪郁而化热，聚于下焦阴器，疏泄功能失常而发为本病。

［中医治则］清热解毒，软坚散结。

［处方］龙胆草 10g，黄芩 12g，栀子 12g，泽泻 12g，当归 12g，生地黄 12g，柴胡 10g，夏枯草 15g，蒲公英 20g，赤芍 12g，板蓝根 15g，川楝子 10g，生大黄 10g，生甘草 6g

7 剂，水煎服，早晚各 1 次。

［二诊］睾丸肿大明显缩小，大便通畅。上方去龙胆草、大黄，继服 7 剂。随访未见复发。

［按］睾丸炎急性期治宜清热利湿解毒，李海松教授常以龙胆泻肝汤、柴胡疏肝散加减化裁。龙胆草泻肝经实火、利下焦湿热，黄芩、栀子清肝泻火，当归、生地黄滋阴养血以防苦燥伤阴，柴胡疏肝理气止痛，泽泻渗湿泄热，夏枯草、蒲公英、板蓝根清热解毒，甘草调和诸药，共奏清肝利湿解毒之功，使热消痛止。

病例 2

张某，男，33 岁，2017 年 7 月就诊。

［初诊］

主诉：左侧睾丸肿胀疼痛半年余。

现病史：半年前无明显诱因出现左侧睾丸肿胀疼痛，伴有左侧睾丸抽痛、酸胀，生气时明显加重。前后服用头孢、左氧氟沙星等抗生素，无明显效果。舌质淡红，苔白，脉沉细弦。

体格检查：阴囊皮肤肿胀，左侧睾丸肿大，约 4cm×6cm，肿硬；附睾头部结节，轻微触痛。

［西医诊断］慢性睾丸炎。

［中医诊断］子痈。

［中医辨证］气血瘀滞证。

［辨证分析］患者青年男性，肝失疏泄，气机郁滞，久则气血瘀阻，不通则痛。

［中医治则］疏肝理气，活血化瘀。

［处方］柴胡 10g，黄芩 12g，枳壳 10g，白芍 10g，乌药 12g，小茴香 12g，橘核 12g，三棱 10g，莪术 10g，丹参 15g，川楝子 10g，炙甘草 6g

14 剂，水煎服，早晚各 1 次。

［二诊］睾丸肿胀疼痛明显好转。上方继服 7 剂，睾丸肿块消散。

［按］本病患者证属肝失疏泄，气机郁滞，久则气血瘀阻，治宜疏肝理气、活血化瘀止痛。柴胡、枳壳、橘核、川楝子疏肝行气止痛，乌药、小茴香温肾散寒止痛，三棱、莪术行气破血、消积攻坚。

前列腺炎会传染
给妻子吗

十、附睾炎

附睾炎是男性生殖器部位的常见疾病，多由邻近器官的感染蔓延所致。此病好发于青壮年，急性附睾炎表现为阴囊部位突然性疼痛，附睾迅速肿胀，触痛明显，可伴有发热等症。急性期治疗如果不彻底会转为慢性附睾炎，症见附睾硬结，可伴有阴囊下坠、胀痛、小腹拘急等。附睾炎多为尿道炎、前列腺炎、精囊炎等感染引起的，分急、慢性两种。附睾炎常归于"子痈"范畴，其病因病机、病位、病性与睾丸炎近似。

【西医病因病理】

急性附睾炎多由下尿路细菌经输精管逆行进入附睾感染所致，迁延失治则易转为慢性，病变部位主要在附睾尾部，可出现炎性结节，纤维变性而变硬，局部有压痛感，患侧精索可见增粗。慢性附睾炎常伴有慢性前列腺炎、精囊炎。

【中医病因病机】

李海松教授认为，附睾炎主要是由于寒湿或湿热邪气蕴结肝经，阻滞络脉，瘀血停留所致。

【诊断要点】

1. 发病年龄　多见于 20—40 岁的青壮年。

2. 起病特点　发病前多有泌尿系感染史，常在剧烈运动、性交后、经尿道器械操作、导尿后、留置尿管后出现，发病迅速，突发阴囊内疼痛，站立时加重，可放射至同侧腹股沟、下腹部或腰部。发病后 3～4 小时可出现阴囊成倍肿大，伴有寒战、高热等全身症状。

3. 辅助检查

实验室检查：尿常规可见红细胞、白细胞。如有尿道分泌物，可做相应涂片检查或 PCR 检查发现相关致病菌；血常规多有白细胞总数升高、中性粒细胞比例升高。

B 超检查：可显示附睾头部或尾部回声欠均匀，附睾实质内血流等情况。

【辨证论治】

1. 湿热内蕴证

辨证要点：附睾灼热疼痛或肿胀，局部触痛，排尿热痛，发热畏寒。舌红苔黄，脉滑数。

治法：清热利湿。

方药：龙胆泻肝汤加减。

2. 寒凝肝脉证

辨证要点：附睾硬结，隐隐作痛，遇冷加剧，得热缓解，会阴部或腰部酸痛。舌淡红，苔白，脉弦。

治法：温经散寒。

方药：暖肝煎或茴香橘核丸加减。

【预防与调护】

1. 急性期应卧床休息，用阴囊托将阴囊托起减轻疼痛。

2. 急性期局部冷敷，减轻阴囊的充血、水肿及疼痛。

3. 忌食辛辣刺激性食物，保持排便通畅。

4. 急性期禁止房事，慢性期节制房事。

5. 注意个人卫生及环境卫生，加强饮食营养。

病例1

管某，男，38岁，2017年4月就诊。

［初诊］

主诉：右侧阴囊附睾疼痛半年余。

现病史：半年前无明显诱因出现右侧阴囊附睾疼痛，胀痛明显时不能下地行走，时有腰痛。舌质淡红，苔白，脉沉细。

辅助检查：查右侧睾丸及附睾肿大，附睾尾部结节，轻微压痛。

［西医诊断］慢性附睾炎。

［中医诊断］子痈。

［中医辨证］气血瘀滞兼寒凝肝脉。

［辨证分析］本病患者为中年男性，感受寒湿毒邪，阻滞经络，瘀血内停，故而见附睾尾部结节，疼痛。

［中医治则］活血化瘀消癥。

［处方］桂枝10g，茯苓15g，桃仁15g，牡丹皮12g，升麻6g，柴胡10g，赤芍12g，败酱草20g，乌药10g，小茴香10g，穿山甲（代）6g，川牛膝15g，荔枝核15g，皂角刺15g

14剂，每日各1剂，早晚分服。

［二诊］附睾、睾丸肿大明显缩小，疼痛减轻，硬结仍存在。上方去升麻、乌药、小茴香，加党参20g，生黄芪30g，继服药7剂。随访半年，未再出现附睾疼痛。

［按］附睾属于足厥阴肝经循行部位，慢性附睾炎临床以气滞血瘀

128

证、湿热下注证、寒湿阻络证多见，本病患者病程较长，为慢性期，治以桂枝茯苓丸加减，桂枝、桃仁、赤芍活血通络，牡丹皮、败酱草清其余毒，乌药、小茴香温肾暖肝、散寒止痛，升麻、柴胡理气疏肝，穿山甲（代）、荔枝核、皂角刺消肿散结通络。全方化瘀散结，除既生之病，又能去致病之源，使邪无所生，体现了中医标本兼治的治疗原则。西医治疗附睾炎以使用抗生素、止痛类药以及手术引流为主。

睾丸痛怎么治疗

第四章 常用方药

一、李海松效验自拟方

1. CP1 号方

［药物组成］丹参 20g，芍药 30g，王不留行 20g，炙甘草 10g，延胡索 15g，黄芪 30g，青皮 10g，莪术 10g

［适用证候］气滞血瘀证。症见会阴部、外生殖器区、下腹部、耻骨上区、腰骶及肛门周围坠胀，或以上部位疼痛，尿后滴沥，尿刺痛，舌质黯或有瘀点瘀斑，脉弦或涩。

［临证方解］方中丹参、王不留行活血调经，通经止痛；延胡索、青皮、莪术活血化瘀止痛；芍药、甘草配伍，为《伤寒论》之经方芍药甘草汤，具有明显的镇痛消炎作用；延胡索活血行气止痛，专治一身上下诸痛，为止痛之圣药；黄芪益气健脾，培补正气，提高抗病能力。方中诸药配伍，共奏活血通络、化瘀止痛之功。

2. CP2 号方

［药物组成］绵萆薢 20g，石菖蒲 15g，车前子 20g，黄柏 10g，川牛膝 10g，土茯苓 30g，菟丝子 15g，炙甘草 10g

［适用证候］湿热下注证。症见尿频、尿急、尿痛，有灼热感，排尿或大便时尿道有白浊溢出，会阴、腰骶、睾丸、少腹坠胀疼痛；苔黄腻，脉滑数。

［临证方解］用萆薢、石菖蒲、车前子、黄柏，遵"程氏萆薢分清饮"之法，导湿理脾，清热利湿，分清别浊；川牛膝引血引火下行。菟

丝子补肾固精，本品清热解毒、利水渗湿，有助于清利尿道湿热，湿热祛除而不流注于前列腺。炙甘草调和诸药。全方共奏清热利湿之效。

3. CP3 号方

[药物组成] 黄芪 30g，党参 20g，升麻 5g，柴胡 10g，当归 15g，青皮 10g，王不留行 20g，丹参 20g

[适用证候] 气虚血瘀证。症见精液不化，乏力倦怠，会阴部、外生殖器区、下腹部、耻骨上区、腰骶及肛门周围坠胀，或以上部位疼痛，滴白，或伴纳差便溏，舌质黯，脉弦或涩。

[临证方解] 方中黄芪、党参益气健脾；当归补血；柴胡、升麻升阳举陷，阻精微物质下流；丹参、王不留行活血调经，通经止痛；青皮行气止痛。诸药配伍，共奏益气健脾、活血止痛之功。此外，丹参善化瘀滞，王不留行长于除下焦瘀阻、通利精溺二道。两药并用，可奏活血破积、通行络脉之功，使精室血行通畅，败精瘀血得除，精液得化。与黄芪、党参配伍使用，在增强活血化瘀之力的同时，顾护正气，提高精子活力。

4. CP4 号方

[药物组成] 柴胡 12g，当归 15g，白芍 15g，郁金 10g，茯苓 15g，青皮 10g，五味子 6g，菊花 6g，薄荷 6g

[适用证候] 肝郁脾虚证。症见小腹、会阴部酸胀疼痛，严重时连及大腿根部，伴有排尿次数增多，小便时尿道灼热不适，精神状态不佳，情绪紧张，口干，手心热，食少，上腹胀，小腹空坠，大便溏，时有便后滴白，眠时多梦。舌淡红、边有齿印，苔白，脉弦细。

[临证方解] 方中柴胡、当归、白芍、茯苓、薄荷取"逍遥散"之义，从调气着手，疏肝解郁，养血健脾，以达气行则血行、气行则水行的目的。同时本方取"当归芍药散"之意，养血柔肝，活血化瘀，辅以郁金、青皮疏肝理气，活血止痛，也体现了"从瘀论治前列腺炎"是解决疼痛的根本大法。菊花可平抑肝阳兼有清热之效，五味子则为固肾缩尿之品，达到"急则治其标"的目的。全方共奏疏肝解郁、健脾缩尿之功。

5. BPH 方

[药物组成] 熟地 20g，肉苁蓉 12g，菟丝子 15g，莪术 15g，川牛膝 15g，王不留行 20g，黄芪 30g，黄柏 10g，山药 15g

[适用证候] 肾虚血瘀证。症见排尿不畅，小腹憋胀，伴腰膝酸软、疼痛，舌质黯或有瘀点瘀斑，脉弦或涩。

[临证方解] 方中以熟地、山药益肾填精，平补阴阳；肉苁蓉、黄芪合用以补肾益气、润肠通便，使后窍通而前窍自利；川牛膝、莪术、王不留行活血消癥，除溺窍瘀阻；黄柏清热利湿，通利小便。诸药合用，共奏温肾益气、活血消癥之功。

6. 补肾 1 号方

[药物组成] 熟地 20g，生牡蛎 30g，枸杞子 30g，菟丝子 15g，覆盆子 20g，五味子 10g，车前子 20g，生黄芪 30g

[适用证候] 肾虚精亏证。症见精子总数减少、活力差，婚后不育、性欲减退，腰膝酸软，耳鸣，足跟疼痛，阳痿、早泄，夜尿增多、精神萎靡、健忘、乏力；舌质淡，脉沉细弱。

[临证方解] 方中五子衍宗丸被誉为"古今种子第一方"，是众所周知的补肾益精法的代表方。菟丝子补肾益精；枸杞子滋补肝肾，又益精血；五味子补中有涩，不仅可以滋养肾精，还具收敛之功；覆盆子在其中起到补肾固精的作用；而车前子渗浊邪、利湿气，泻有形之邪浊而通之，具有补而不滋腻、涩中兼有通的特点，起益肾填精、疏利肾气的作用。熟地补血养血，契合中医"精血互生、互化"的理论，同时佐以黄芪，使气血双补，使全方更具滋补肾精的功效；并且增加生牡蛎，以血肉有情之品的特殊补益之功，增加填精血、补亏虚之效，同时，生牡蛎也具有敛阴潜阳的作用。全方不仅具有补肾填精的作用，并且注重对气血的补益，且阴阳并重而无偏颇。方中不用大寒大热亦或大补大消之品，体现了男性精子易受外界影响而宜"微调阴阳"的思想，滋养肾精，提高男性的生育能力。

7. 补肾 2 号方

[药物组成] 熟地 20g，肉苁蓉 12g，生牡蛎 30g，皂角刺 10g，当归

15g，生黄芪 30g，山药 15g，枸杞子 30g

［适用证候］肾虚血瘀证。症见精子总数减少、精液不液化、性欲减退、腰膝酸软，耳鸣、足跟疼痛、阳痿、早泄、健忘、乏力；舌质淡，脉沉细弱或细涩。

［临证方解］方中熟地、山药、枸杞子滋阴填精，阴阳并补；用生牡蛎，以血肉有情之品增加填精血、补亏虚之效，同时，生牡蛎也具有敛阴潜阳的作用；肉苁蓉可补肾阳，益精血；皂角刺辛散温通，药力锐利，直达病所，可消散精室之瘀结，畅通精窍，以治疗顽固型的精液不液化；又配以当归养血活血，在逐瘀的同时兼有补血的功效，以免过用伤血，且因精血同源，相互化生，补血养血亦是益精生精。黄芪、当归合用又有当归补血汤之义，气血双补。全方共奏益肾填精散瘀之功。

8. 活血 1 号

［药物组成］柴胡 10g，当归 10g，白芍 20g，蒺藜 30g，青皮 10g，郁金 10g，水蛭 10g，蜈蚣 3g

［适用证候］血瘀肾虚证。症见阴茎不能勃起或勃起无力，出现痿而不举、举而不坚或坚而不久，畏寒肢冷。胸胁刺痛，少腹拘急，会阴闷胀，阴囊疼痛，腰膝酸软，畏寒肢冷。舌质紫暗，有瘀点或瘀斑，苔白，脉沉涩或细涩。

［临证方解］方中水蛭、蜈蚣、郁金破血逐瘀通络，为本方精华所在。张锡纯认为"破瘀之药，以水蛭为最"。同时取柴胡、当归、白芍、蒺藜、青皮组合疏肝解郁。总之，全方在活血通络基础上，配合补肾、疏肝，发挥活血通络、补肾助阳之效。

9. 活血 2 号

［药物组成］淫羊藿 20g，巴戟天 30g，蛇床子 15g，青皮 10g，川牛膝 15g，烫水蛭 10g，蜈蚣 10g，土鳖虫 10g

［适用证候］血瘀肾虚证。症见阴茎不能勃起或勃起无力日久，畏寒肢冷。胸胁刺痛，少腹拘急，会阴闷胀，阴囊疼痛，腰膝酸软，畏寒肢冷。舌质紫暗，有瘀点或瘀斑，苔白，脉沉涩或细涩。

［临证方解］方中水蛭、蜈蚣、川牛膝、土鳖虫破血逐瘀、息风通

络，为本方精髓所在。淫羊藿、蛇床子、巴戟天，具有补肾壮阳、祛风除湿之效，巴戟天还可以疏肝活血，有类似 5 型磷酸二酯酶抑制剂的功效，共奏疏肝温肾、活血祛风之效。全方活血通络之力强于活血 1 号，同时兼有补肾助阳之功。

二、分病辨证加减方

（一）慢性前列腺炎

1. 前列解毒利湿汤

［药物组成］蒲公英 30g，败酱草 30g，白花蛇舌草 30g，土茯苓 30g，马鞭草 20g，红藤 30g，虎杖 20g，石韦 15g，桑寄生 15g，菟丝子 20g，白茅根 30g，茯苓 20g，鱼腥草 30g

［适用证候］湿热蕴结证。症见尿频，尿急，尿痛，尿道有灼热感，排尿终末或大便时偶有白浊，会阴、腰骶、睾丸、少腹坠胀疼痛。舌质红，苔黄腻，脉象滑数。

［临证方解］方中以蒲公英、败酱草、白花蛇舌草、土茯苓、马鞭草、红藤等大量的清热解毒药泻火解毒，加以虎杖、石韦、白茅根、鱼腥草清利湿热，共奏祛湿解毒之功。但大量苦寒之品易损伤胃气，佐以桑寄生、菟丝子、茯苓固精护胃，则达到驱邪亦不伤正的效果。但临床应用时仍要注意根据病人的体质来调节剂量，不可久用。

2. 程式萆薢分清饮加减

［药物组成］黄柏 10g，萆薢 15g，车前子 10g，石菖蒲 15g，丹参 20g，虎杖 15g，败酱草 30g，红藤 20g，金银花 10g，土茯苓 30g，瞿麦 15g

［适用证候］湿热蕴结证。症见尿频，尿急，尿痛，排尿终末或大便用力时自尿道滴出少量乳白色的前列腺液，会阴、腰骶、睾丸、少腹坠胀疼痛。舌质红，苔黄腻，脉象滑数。

［临证方解］方中以黄柏清热解毒燥湿；萆薢、车前子清利湿热；石菖蒲祛湿排浊；丹参凉血活血。加虎杖、败酱草、红藤、金银花等清热

解毒、活血消痈之品，有助前列腺湿热清、气血通；土茯苓、瞿麦等清热解毒、利水渗湿之品，有助于尿道湿热去而不流注前列腺，且前列腺湿热亦有去路，即从尿道去之。大便干者配大黄；刺痛明显者，加桃仁、赤芍、穿山甲（代）等祛瘀之品；口干者，合天花粉，既可养阴生津，又可祛瘀排浊。

3. 龙胆泻肝汤加减

［药物组成］龙胆草 10g，栀子 15g，黄芩 10g，车前子 20g（包煎），泽泻 15g，木通 9g，柴胡 15g，生地 15g，当归 15g，丹皮 10g，赤芍 15g

［适用证候］湿热蕴结证。症见尿频，尿急，尿痛，尿道有灼热感，会阴、腰骶、睾丸、少腹坠胀疼痛或伴瘙痒。头痛目赤，胁痛口苦，舌质红，苔黄腻，脉象弦数。

［临证方解］方中以龙胆草大苦大寒，上泻肝胆实火，下清下焦湿热，为本方泻火、除湿两擅其功的君药。黄芩、栀子具有苦寒泻火之功，在本方配伍龙胆草，为臣药。泽泻、木通、车前子清热利湿，使湿热从水道排除。肝主藏血，肝经有热，易耗伤阴血，加用苦寒燥湿，再耗其阴，故用生地、当归滋阴养血，以使标本兼顾。柴胡引诸药入肝经，丹皮、赤芍凉血活血。阴部潮湿瘙痒者，加苦参、地肤子；脘腹痞闷恶心者，加法半夏、陈皮；会阴部胀痛明显者，加延胡索、荔枝核、川楝子。

4. 知柏地黄汤加减

［药物组成］知母 10g，黄柏 10g，生地 15g，丹皮 10g，泽泻 15g，赤芍 15g，桃仁 10g，熟大黄 10g，川楝子 10g，荔枝核 15g，石菖蒲 15g，冬瓜仁 30g

［适用证候］湿热蕴结证。症见尿频，尿急，尿痛，尿道有灼热感，排尿终末或大便时偶有白浊，会阴、腰骶、睾丸、少腹坠胀疼痛。舌质红，苔黄腻，脉象滑数。

［临证方解］方中以知柏地黄丸之知母、黄柏泻相火、坚真阴；生地凉血滋阴；丹皮凉血活血；泽泻泻肾火、利小便；去山药、茯苓、山茱萸。加赤芍、桃仁、熟大黄凉血、活血、祛瘀；川楝子、荔枝核行气止

痛；石菖蒲、冬瓜仁通窍排浊，以利前列腺液排泄通畅。若相火引动心火，口舌生疮，可加黄连清心火，肉桂（少量）引火归原。

5. 秦氏四妙散合枸橘汤

［药物组成］生黄芪 30g，金银花 10g，玄参 20g，枸橘 20g，秦艽 10g，炒川楝子 10g，防风 10g，青皮 10g，赤芍 15g，泽泻 15g，生甘草 6g

［适用证候］气滞血瘀证。症见尿频、尿急，少腹、会阴、睾丸、腰骶部坠胀不适、疼痛，有排尿不尽之感。舌暗或有瘀斑，苔白或薄黄，脉象沉涩。

［临证方解］方中以生黄芪益气托毒生肌；金银花清热解毒；玄参滋阴清热；泽泻清热利湿，枸橘、秦艽、炒川楝子、防风、青皮理气止痛，行气分之郁滞；赤芍活血通瘀，行血分之瘀邪；生甘草清热解毒、调和诸药。

6. 前列活血止痛汤

［药物组成］柴胡 15g，枳壳 10g，白芍 40g，桃仁 10g，红花 10g，白芷 30g，橘核 20g，炒皂刺 15g，泽泻 20g，菟丝子 20g，当归 10g，威灵仙 30g，竹叶 10g，炒川楝子 15g，土茯苓 30g，炙甘草 6g

［适用证候］气滞血瘀证。症见少腹及肛门部坠胀不适，排尿终末或大便时尿道口有乳白色分泌物，伴口干、便溏，舌红，苔黄腻，脉象弦滑。

［临证方解］方中以柴胡、枳壳、白芍、炙甘草（四逆散）及橘核、炒川楝子疏肝理气，加入桃仁、红花、当归活血化瘀；泽泻健脾利湿；炒皂刺、白芷散结排脓；威灵仙、竹叶、土茯苓清热利湿解毒；菟丝子补肾固精。诸药合用，有理气行滞、清热利湿、化瘀排浊的作用。

7. 桂枝茯苓丸加味

［药物组成］桂枝 20g，茯苓 30g，赤芍 15g，丹皮 10g，桃仁 10g，小茴香 10g，台乌药 20g，荔枝核 15g

［适用证候］寒凝血瘀证。症见少腹及肛门部坠胀不适，排尿终末或大便时尿道口有乳白色分泌物，舌淡，苔腻，脉象弦涩。

［临证方解］方中取桂枝温通经脉，茯苓利水通阳；赤芍、丹皮、桃

仁活血化瘀。加小茴香、乌药、荔枝核温阳散寒、行气止痛。畏寒冷痛甚者，加淡附片辛热散寒通阳。

8. 薏苡附子败酱散

［药物组成］薏苡仁 30g，附子 10g（先煎），败酱草 15g，金银花 15g，蒲公英 15g，土茯苓 30g，丹参 30g，赤芍 15g，当归 12g，鸡血藤 20g，冬瓜仁 30g，炮山甲（代）6g

［适用证候］寒热错杂证。症见会阴、睾丸或腰骶部疼痛不适，痛可放射至阴茎、腹股沟，尿频，尿有余沥；腰膝酸软，会阴怕冷，足心发凉，或手足心发热，潮热盗汗；性功能下降，忧愁思虑、失眠多梦等，舌质偏暗，脉象弦细。

［临证方解］方用薏苡仁利湿排浊，附子通阳化气，败酱草清热解毒、祛瘀排浊。加金银花、蒲公英、土茯苓、丹参、赤芍、当归、鸡血藤清热解毒、养血活血；冬瓜仁、炮山甲（代）祛瘀排浊。阴虚者，合二至丸；阳虚者，加肉桂温补命门、通血脉；疼痛明显者，合复元活血汤或加三七粉；精神抑郁症严重者，急则治其标，用柴胡加龙骨牡蛎汤、百合地黄汤、厚朴半夏汤、甘麦大枣汤、四逆散等辨证化裁，待精神抑郁症缓解后，再治前列腺炎。

9. 草菟汤

［药物组成］草薢 15g，菟丝子 10g，茯苓 15g，车前子 15g（包煎），泽泻 10g，牡蛎 20g，枸杞子 15g，川续断 10g，山药 20g，沙苑子 10g，丹参 20g，石菖蒲 3g，黄柏 6g，甘草 3g

［适用证候］肾虚夹湿证。症见尿频，会阴部疼痛不适，腰膝酸软，滴白，遗精，舌质淡，苔白或黄，脉象濡滑。

［临证方解］方中草薢、菟丝子具有利湿不伤阴、补阴而不滋腻之功；茯苓、泽泻、牡蛎能渗利导湿，分清去浊；川续断、山药、沙苑子、枸杞子具有益肾填精、滋阴和阳之妙；丹参能活血通络，祛瘀生新；石菖蒲能豁痰开窍；黄柏清泻湿火、相火；甘草和中解毒而引诸药直达下焦。诸药合用，共奏补肾利湿之功。

第四章 常用方药

137

10. 补肾通利汤

［药物组成］茯苓 30g，泽泻 10g，石韦 15g，灯心草 6g，蒲公英 30g，红藤 20g，虎杖 15g，川牛膝 20g，橘核 20g，菟丝子 20g，竹叶 10g，厚朴 15g，炒皂刺 20g，白芷 20g，炒白术 20g

［适用证候］肾虚夹湿证。症见排尿淋沥，腰膝酸痛，阳痿早泄，形寒肢冷。舌质淡胖，苔白，脉象沉细。

［临证方解］以茯苓、泽泻、炒白术健脾渗湿，加入石韦、灯心草、红藤、虎杖、竹叶、蒲公英清热利湿；厚朴、橘核清热燥湿、理气宽中，因为湿邪最易阻碍气机升降；炒皂刺、白芷散结排脓，川牛膝引火下行，使邪有出路；菟丝子补肾固精。全方能够达到正本清源，多方位鼓邪外出而不引邪入里的作用。

（二）前列腺增生症

1. 前列通窍汤 / 前列通窍胶囊

［药物组成］炙黄芪 30g，菟丝子 20g，川牛膝 20g，肉桂 8g，水蛭粉 6g，乌药 20g，益智仁 30g，琥珀粉 3g

［适用证候］肾虚瘀阻证。症见尿频、尿急、排尿无力、尿细如线、尿线分叉，尿不尽，甚至小便不通或点滴不爽，排尿困难，小便量少，点滴而出，甚则小便闭塞不通，伴小腹坠胀不适。时有夜间遗尿，神疲倦怠。舌质淡紫，苔白润，脉象细涩。

［临证方解］菟丝子、水蛭、黄芪为君药。菟丝子味甘性温，既能补肾阴阳，又有固精缩尿之效，《本经逢原》谓其："功专于益精髓，坚筋骨，止遗泄，主茎寒精出，溺有余沥……"水蛭为通经消癥、破血祛瘀的要药，可软化增生之前列腺，还有较好的解痉作用，可解除前列腺肿大压迫尿道括约肌之痉挛，《神农本草经》谓其："主逐恶血，瘀血，月闭，破血逐瘀，无子，利水道。"老年气虚当补气，以黄芪为首选，该药性甘温，入肺、脾二经，为补气之要药，《本草逢源》谓黄芪尚能"补肾中之气不足"。由于肾阳是以肾中精气为其物质基础，肾阳虚实质上是肾中精气不足的表现形式，故以黄芪为君药颇切合本病肾阳虚弱的病机。

肉桂为臣药，其温肾助阳，可振奋阳气，且少量可助膀胱气化，在补气益血方适当加入肉桂，能鼓舞气血生长。乌药、益智仁为佐药。乌药辛温香窜，入肺、胃、脾、肝、肾、膀胱经，辛开温通，上走于肺，中调脾胃，下达肝、肾、膀胱，有顺气开通之功，上走肺则宣肺气以通调，下达膀胱则温暖膀胱而司开合、调气化，故而用于膀胱冷结、小便频数最宜；益智仁性温味辛，入肾、脾经，有固精缩尿的功效，用于肾虚遗尿，小便频数，遗精白浊。牛膝为使药。牛膝性味甘、苦、酸，入肝、肾经，既能活血祛瘀，又可补肝肾、通淋涩，还可导诸药下行，直达病所。以上药物相辅相成，使得证治相合，诸药共奏益气补肾、祛瘀通窍之功。

2. 老翁通利汤

［药物组成］黄芪 30g，荔枝核 10g，橘核 10g，王不留行 12g，滑石 20g，木通 10g，茯苓 15g，炒穿山甲粉（代）6g，甘草 6g，玉米须 30g

［适用证候］肾虚瘀阻证。症见进行性尿频，以夜间为明显，并伴排尿困难，尿线变细、分叉，尿不尽，小便量少，点滴而出，甚则小便闭塞不通，伴小腹坠胀不适。舌质淡紫，苔白润，脉象细涩。

［临证方解］方中重用黄芪为君，大补脾肺之气，取其补益中气以利血行而利小便也；荔枝核、橘核行气利水，软坚散结；王不留行、炒穿山甲粉（代）活血通窍，助气行水；滑石、木通、茯苓、玉米须等健脾利湿。全方配伍，共奏益气行气、通利水道之功，使尿频、尿急、排尿困难、尿道涩痛得解。

3. 宣导通闭汤

［药物组成］黄芪 15g，车前子 30g（包煎），淫羊藿 15g，牛膝 25g，升麻 8g，滑石 25g，甘草 20g

［适用证候］肾虚瘀阻证。症见进行性尿频，以夜间为明显，并伴排尿困难，尿线变细、分叉，尿不尽，小便量少，点滴而出，甚则小便闭塞不通，伴小腹坠胀不适。舌质淡紫，苔白润，脉象细涩。

［临证方解］本方以黄芪为君，生气补中，助阳化气；车前子主气癃，利水道，两药一升一降，下走膀胱以行水；甘草补三焦元气，可升

139

可降，助气化通其闭塞，为佐；升麻上行，气升则水降；牛膝下行，活血通脉以助升降之机；淫羊藿主阴痿、茎中痛，利小便，益气力，配滑石利窍，能行上下表里之湿，尿道涩痛可除。全方补气力专，升举元气，化气行水，使小便通利。

4. 通癃汤

［药物组成］王不留行 15g，淫羊藿 15g，牛膝 15g，黄芪 60g，炒穿山甲粉（代）6g，生大黄 10g

［适用证候］肾虚瘀阻兼有湿热证。症见进行性尿频，以夜间为明显，并伴排尿困难，尿线变细、分叉，尿不尽，小便量少，点滴而出，甚则小便闭塞不通，伴小腹坠胀不适。舌质淡紫，苔黄润，脉象细涩。

［临证方解］本方以王不留行、淫羊藿、炒穿山甲粉（代）等补肾活血通窍，为君；黄芪益气，助活血通窍，为臣；佐以生大黄清热除湿通瘀；牛膝导诸药下行，直达病所为使。诸药合用，共奏祛瘀通络、益气通瘀之效。

5. 公英利癃汤

［药物组成］蒲公英 30g，陈葫芦 30g，醋柴胡 10g，川牛膝 15g，三棱 10g，莪术 10g，炒王不留行 10g，通草 10g，藿香 10g，熟地 15g，菟丝子 15g，续断 15g，补骨脂 15g，石韦 10g，五加皮 15g，炒麦芽 30g

［适用证候］湿热瘀阻证。症见尿频、尿急、偶有尿痛，小便黄赤，尿线变细，排尿困难，小腹胀闷不适，失眠，舌质淡黯，苔黄，脉象弦涩。

［临证方解］方中以蒲公英、陈葫芦清热利湿，软坚散结，对前列腺增生症之小便不利有特效；醋柴胡、川牛膝、熟地、菟丝子、续断、补骨脂等补益肝肾；通草、藿香、石韦清热利湿，五加皮补肾利小便；三棱、莪术、炒王不留行活血化瘀，通利水道；炒麦芽固护脾胃，借行气回乳之效以达缩小前列腺之功。全方合用，能补肝肾、利小便、消肿化瘀。

6. 龙胆泻肝汤加味

［药物组成］龙胆草 10g，车前子 15g（包煎），通草 15g，黄芩 6g，

山栀子 15g，当归 15g，白茅根 15g，淡竹叶 10g，茯苓 10，泽泻 10g，柴胡 15g，蛇床子 10g，甘草 6g

［适用证候］湿热瘀阻证。症见尿频、尿急，偶有尿痛，小便黄赤，尿线变细，排尿困难，小腹胀闷不适，失眠，舌质淡黯，苔黄，脉象弦涩。

［临证方解］方中以龙胆草清泻肝胆实火，兼利肝胆湿热；黄芩、山栀子清热燥湿；茯苓、车前子、通草、泽泻清热利湿、通小便。当归、白茅根养血滋阴；柴胡疏畅肝胆之气，引药直达病所；甘草护胃和中，调和诸药。诸药合用，共奏清热利湿、消瘀散结之功。

7. 八正散加减

［药物组成］木通 9g，瞿麦 9g，萹蓄 9g，车前子 12g（包煎），灯心草 10g，滑石 15g，栀子 9g，大黄 9g，甘草梢 6g

［适用证候］湿热瘀阻证。症见尿频、尿急、偶有尿痛，小便黄赤，小腹胀满，或大便干燥，口苦口黏。舌质暗红，苔黄腻，脉象滑数或弦数。

［临证方解］方中木通、瞿麦、萹蓄、车前子、滑石均为清热除湿、利尿通淋药，为主药：配栀子清利三焦湿热，大黄泄热降火，导热下行，增强了泻火解毒功效，是辅药；灯心草清心利水，甘草梢调和诸药，缓急止痛，为佐使药。诸药合用，具有清热泻火、利尿通淋之作用。

8. 补中益气汤

［药物组成］黄芪 15g，人参 15g，白术 10g，炙甘草 15g，当归 10g，陈皮 6g，升麻 6g，柴胡 12g，生姜 9 片，大枣 6 枚

［适用证候］脾虚气陷证。症见尿频，滴沥不畅，尿线细甚或夜间遗尿或尿闭不通，神疲乏力，饮食不馨，面色无华，便溏脱肛。舌质淡，苔白，脉象细无力。

［临证方解］方中黄芪味甘微温，入脾肺经，补中益气，升阳举陷，故为君药。配伍人参、炙甘草、白术补气健脾，为臣药。当归养血和营，协人参、黄芪补气养血；陈皮理气和胃，使诸药补而不滞，共为佐药。少量升麻、柴胡升阳举陷，协助君药以升提下陷之中气，共为佐使。炙

第四章 常用方药

甘草调和诸药，为使药。

9. 知柏地黄丸

［药物组成］熟地黄 24g，山茱萸 12g，干山药 12g，泽泻 9g，牡丹皮 9g，茯苓 9g，知母 6g，黄柏 6g

［适用证候］肾阴亏虚证。症见小便频数不爽，尿少热赤，或闭塞不通，头晕耳鸣，腰膝酸软，五心烦热，大便秘结。舌红少苔，或苔黄少津，脉象细数。

［临证方解］方中以熟地黄、山茱萸滋补益肝肾，涩精固脱；山药补脾养胃，生津益肺，补肾涩精；丹皮清热凉血，活血化瘀；茯苓利水渗温健脾；泽泻利小便，清湿热；知母清热泻火，生津润燥；黄柏清热燥湿，泻火除蒸。共奏补肝肾、清虚热、利小便之功。

10. 济生肾气丸

［药物组成］熟地黄 160g，山茱萸 80g，牡丹皮 60g，山药 80g，茯苓 120g，泽泻 60g，肉桂 20g，制附子 20g，牛膝 40g，车前子 40g

［适用证候］肾阳不足证。症见小便频数，夜间尤甚，尿线变细，余沥不尽，尿程缩短，或点滴不爽，甚则尿闭不通，精神萎靡，面色无华，畏寒肢冷。舌质淡润，苔薄白，脉象沉细。

［临证方解］方中熟地黄滋补肾阴，少加肉桂、附子助命门之火以温阳化气，乃"阴中求阳"之意；山茱萸、山药补肝益脾，化生精血；牛膝滋阴益肾；泽泻、茯苓利水渗湿，并可防地黄之滋腻；丹皮清肝泄热，车前子清热利湿，四药补中寓泻。诸药共奏温肾化气、利水消肿之功。

（三）男性不育症

1. 金匮肾气丸

［药物组成］熟地黄 15g，山药 30g，山茱萸 30g，泽泻 30g，茯苓 30g，丹皮 30g，桂枝 15g，炮附子 6g

［适用证候］肾阳虚衰证。症见性欲减退，阳痿早泄，精子数少、成活率低、活动力弱，或射精无力，伴腰膝酸软，畏寒肢冷，小便清长。舌质淡，苔薄白，脉象沉细。

〔临证方解〕为温补肾阳之品，其桂枝、附子用量却大大少于滋阴之药，《医宗金鉴》谓之："此肾气丸纳桂、附于滋阴剂中十倍之一，意不在补火，而在微微生火，即生肾气也。"经言"壮火食气，少火生气"，此之谓也。

2. 左归丸

〔药物组成〕大怀熟地240g，炒山药120g，枸杞120g，山茱萸120g，川牛膝（酒）90g，鹿角胶（敲碎，炒珠）120g，龟甲胶（切碎，炒珠）120g，菟丝子120g

〔适用证候〕肾阴不足证。症见遗精滑泄，精液量少，精子数少，精子活动力弱或精液黏稠不化，畸形精子较多，头晕耳鸣，手足心热。舌质红，少苔，脉象沉细。

〔临证方解〕本方证为真阴不足，精髓亏损所致。肾藏精，主骨生髓，肾阴亏损，精髓不充，封藏失职，故头晕目眩、腰酸腿软、遗精滑泄；阴虚则阳亢，迫津外泄，故自汗盗汗；阴虚则津不上承，故口燥舌干、舌红少苔；脉细为真阴不足之象。治宜壮水之主，培补真阴。方中重用熟地滋肾填精，大补真阴，为君药。山茱萸养肝滋肾，涩精敛汗；山药补脾益阴，滋肾固精；枸杞补肾益精，养肝明目；龟、鹿二胶，为血肉有情之品，峻补精髓，龟甲胶偏于补阴，鹿角胶偏于补阳，在补阴之中配伍补阳药，取"阳中求阴"之义，均为臣药。菟丝子、川牛膝益肝肾，强腰膝，健筋骨，俱为佐药。诸药合用，共奏滋阴补肾、填精益髓之效。

3. 补阴丸合六味地黄汤加减

〔药物组成〕熟地15g，山萸肉15g，枸杞子30g，黄精10g，山药15g，茯苓15g，生地15g，生鳖甲10g，生牡蛎10g，青黛15g，滑石15g，瘪桃干30g

〔适用证候〕阴虚火旺证。症见久婚不育，或习惯性流产，常伴性欲强烈，精液不液化或精子过多；五心烦热，头晕目涩，时有耳鸣，盗汗，口干欲饮，腰膝酸软，溲黄，舌红少苔或无苔，脉象细数。抗精子抗体检测阳性。

143

［临证方解］方中熟地、山萸肉、枸杞子、黄精滋补肝肾；山药、茯苓健脾渗湿，化源肾精；生地、生鳖甲、生牡蛎育阴潜阳，清泻虚火；碧玉散（青黛、滑石）清利湿热；瘪桃干活血逐瘀。诸药合用，共奏滋补肝肾、育阴泻火之功。

4. 聚精助育汤

［药物组成］生黄芪 30g，炙黄芪 30g，生地 15g，熟地 12g，炙首乌 15g，炙黄精 10g，枸杞子 30g，沙苑子 30g，菟丝子 20g，太子参 30g，川续断 15g，益母草 15g，丹参 30g，鸡血藤 30g

［适用证候］肝肾亏虚证。症见不育，精液清淡，精子数量少，活动率低下，伴腰膝酸软，或阳痿早泄，舌质淡，苔白，脉象弦细。

［临证方解］方中生黄芪、炙黄芪、太子参益气生血；生地、熟地、炙黄精、枸杞子、沙苑子、菟丝子益肾填精、平补肝肾阴阳，达到以子生子之功；炙首乌、川续断补肝肾，强筋骨；丹参、鸡血藤、益母草补血活血，畅通精道。诸药合用，共奏补肝肾、调气血、生精助育之效。

5. 五子衍宗丸加味

［药物组成］枸杞子 30g，菟丝子 15g，覆盆子 15g，五味子 10g，车前子 15g，首乌 15g，补骨脂 30g，怀牛膝 15g，当归 10g，茯苓 15g

［适用证候］肝肾亏虚证。症见不育，精液清淡，精子数量少，活动率低下，伴腰膝酸软，或阳痿早泄，舌质淡，苔白，脉象弦细。

［临证方解］方中枸杞子、菟丝子、覆盆子补肾益精；五味子、首乌、补骨脂、怀牛膝、当归补肝肾，益精血，强腰膝；车前子通利精窍而利小便；茯苓健脾利湿。诸药合用，补肾益精，强壮腰膝。可酌加鱼鳔、紫河车以加强补肾生精之力。

6. 生精汤

［药物组成］生黄芪 30g，炙黄芪 30g，枸杞子 30g，菟丝子 15g，沙苑子 30g，覆盆子 15g，车前子 15g，紫河车 15g，鹿角胶 10g，首乌 15g，续断 30g

［适用证候］肝肾亏虚证。症见不育，精液清淡，精子数量少，活动率低下，伴腰膝酸软，或阳痿早泄，舌质淡，苔白，脉象弦细。

［临证方解］方中以生黄芪、炙黄芪补中气，生精血；枸杞子、覆盆子、菟丝子、沙苑子平补肝肾；加紫河车、鹿角胶温肾填精，加强补肾益精之力；首乌补肝肾，益精血；续断补肝肾，续筋骨，调血脉；车前子通利精窍，补中有泻，使补而不滞。诸药合用，共奏益气补肾生精之功。

7. 温肾益精汤

［药物组成］炮天雄 9g，熟地 20g，菟丝子 20g，怀牛膝 20g，枸杞子 20g，炙甘草 6g，淫羊藿 10g

［适用证候］肾虚精亏证。症见久婚不育，精子数量较少，畸形精子较多，精液不液化；平素体疲易乏，时有遗精，阳痿早泄，腰酸疼痛，舌质胖嫩而有齿印，脉象虚无力，尺部尤甚。

［临证方解］方中炮天雄、淫羊藿温肾壮阳；熟地、枸杞子、菟丝子、怀牛膝滋阴养肝，平补肝肾；炙甘草调和诸药。诸药配合，平补阴阳，温肾益肝，填精育嗣。

8. 韭子五子丸

［药物组成］狗肾 1 具，韭菜子 15g，蛇床子 10g，五味子 10g，桑螵蛸 30g，覆盆子 15g，生山药 15g，盐炒黄柏 9g，全当归 12g

［适用证候］肾虚精亏证。症见久婚不育，精子数量较少，畸形精子较多，精液不液化；平素体疲易乏，时有遗精，阳痿早泄，腰酸疼痛，舌质胖嫩而有齿印，脉象虚无力，尺部尤甚。

［临证方解］本方仿"五子衍宗"之意，以覆盆子、五味子补肾育嗣；加狗肾、韭菜子、蛇床子温补肾阳；桑螵蛸固精气；生山药养脾阴；全当归养血和血；佐少量黄柏清热育阴。

9. 通精液化丸

［药物组成］益智仁 15g，萆薢 15g，石菖蒲 20g，车前子 15g，桂枝 15g，乌药 10g，猪苓 15g，茯苓 15g，泽泻 10g，黄柏 10g，知母 10g

［适用证候］阳虚水湿内停证。症见婚后不育，精液黏稠不液化；小便不利，脘腹痞满，口渴不欲饮，舌质淡，苔白腻，脉象沉缓。

［临证方解］方中益智仁温肾阳，助气化；萆薢、石菖蒲、车前子利

湿通精窍，分清泌浊；桂枝、乌药通阳化气行滞；猪苓、茯苓、泽泻淡渗利湿，黄柏、知母清热利湿。诸药合用，温肾通阳，分清化浊。若兼痰湿内阻，气血不畅者，可酌加陈皮、法半夏、生姜、路路通、穿山甲（代）以化痰利湿，活血通络。

10. 柴胡疏肝散

［药物组成］陈皮（醋炒）6g，柴胡6g，川芎4.5g，枳壳（麸炒）4.5g，芍药4.5g，炙甘草1.5g，香附4.5g

［适用证候］肝郁气滞证。症见性欲低下，阳痿不举，或性交时不能射精，精子稀少、活力下降，精神抑郁，善太息，两胁胀痛，嗳气泛酸。舌质暗，苔薄白，脉象弦。

［临证方解］本方中柴胡、陈皮、香附、枳壳疏肝理气，川芎活血行气，芍药、炙甘草柔肝养血，缓急止痛。诸药配伍，共奏疏肝行气、和血止痛之效。

11. 程氏萆薢分清饮加减

［药物组成］萆薢9g，文蛤粉（研细）4.5g，石韦4.5g，车前子（包煎）4.5g，茯苓4.5g，灯心草20节，莲子心2g，石菖蒲2g，黄柏2g

［适用证候］湿热内蕴证。症见阳事不兴或勃起不坚，精子数少或死精子较多，小腹急满，小便短赤。舌质红，苔薄黄，脉象弦滑。

［临证方解］方中黄柏清热解毒燥湿；萆薢、车前子清利湿热；石菖蒲祛湿排浊。可加虎杖、败酱草、红藤、金银花清热解毒、活血消痈之品，有助前列腺湿热清、气血通；加土茯苓、瞿麦等清热解毒、利水渗湿之品，有助于尿道湿热去而不流注前列腺，且前列腺湿热亦有去路，即从尿道去之。

12. 十全大补汤加减

［药物组成］人参6g，肉桂3g，川芎6g，熟地黄12g，茯苓9g，白术9g，炙甘草3g，黄芪12g，当归9g，白芍9g

［适用证候］气血两虚证。症见性欲减退，阳事不兴，或精子数少、成活率低、活动力弱，神疲力倦，面色无华。舌质淡，苔薄白，脉象沉细无力。

［临证方解］方中以人参、熟地益气养血，黄芪健脾益气、升阳举陷，白术、茯苓健脾燥湿，助人参益气补脾；当归、白芍养血和营，助熟地滋养心肝；肉桂补火助阳，引火归原。川芎为佐药，活血行气，使熟地、当归、白芍补而不滞。炙甘草为使药，益气和中，调和诸药。全方气血双补，以资生化之源。如精子成活率低、活动力差者，加淫羊藿、巴戟天、菟丝子；死精、畸形精子多者，加土茯苓、重楼（蚤休）；精液中有脓细胞者，加蒲公英、红藤、黄柏；精液不液化而呈团块状者，加泽泻、丹皮、麦冬、生地等。

（四）勃起功能障碍

1. 柴胡疏肝散

［药物组成］陈皮（醋炒）6g，柴胡6g，川芎4.5g，枳壳（麸炒）4.5g，芍药4.5g，炙甘草1.5g，香附4.5g

［适用证候］肝郁气滞证。性欲低下，阳痿不举，伴情志抑郁，烦躁易怒，胸胁胀满，或窜痛，善太息，平素多疑善虑，性情急躁。舌质淡，苔薄白，脉象弦。

［临证方解］本方中柴胡、陈皮、香附、枳壳疏肝理气，川芎活血行气，芍药、炙甘草柔肝养血，缓急止痛。诸药配伍，共奏疏肝行气、和血止痛之效。

2. 龙胆泻肝汤加味

［药物组成］龙胆草10g，车前子15g，通草15g，炒黄芩10g，山栀子15g，当归15g，生地15g，泽泻10g，柴胡15g，蛇床子10g，炙甘草6g

［适用证候］肝经湿热证。性欲低下，阳痿不举，伴阴囊潮湿，或骚臭坠胀，胸胁胀痛灼热，厌食，腹胀，口苦，大便不调，小便短赤，肢体困倦，舌质红，苔黄腻，脉象滑数。

［临证方解］方中龙胆草泻肝经实火，以柴胡为肝使，以甘草缓肝急，佐以栀子、泽泻、车前子清热利湿，使诸湿热从小便而去，蛇床子燥湿以助阳，专治阳痿。加当归、生地以养肝。该方妙在泻肝之中而反佐补肝之药，盖肝为藏血之脏，补血即所以补肝。

3. 血府逐瘀汤

［药物组成］桃仁 12g，红花 9g，当归 9g，生地黄 9g，川芎 4.5g，赤芍 6g，牛膝 9g，桔梗 4.5g，柴胡 3g，枳壳 6g，甘草 6g

［适用证候］气血瘀阻证。症见阳事不举，多伴有动脉硬化、糖尿病或阴部外伤及盆腔手术史，阳痿伴睾丸、会阴、小腹、腰骶等部位刺痛，舌质暗或有瘀斑，脉象沉涩或弦。

［临证方解］方中以桔梗引药上引，牛膝引邪下行，甘草和中调药；当归、生地黄、柴胡养血活血，清热疏肝；桃仁、赤芍、红花逐瘀活血；血不得气不活，气不得血不行，川芎为血分气药，枳壳擅长理气疏肝，二者合用，助该方理气活血，并有调理肝脾作用。诸药配伍，共成活血逐瘀、理气疏肝之剂。可起到很好的活血通络的作用，治疗气血瘀阻型阳痿。

4. 振阳起痿汤

［药物组成］川蜈蚣 3 条，肉桂 4.5g，西洋参 6g，川芎 9g，仙茅 15g

［适用证候］肾阳虚血瘀证。症见阴茎痿软不举，腰膝酸软，舌质淡或紫，苔薄白，脉象沉缓。

［临证方解］方中蜈蚣辛温走窜之力最为迅速，内而脏腑，外而经络，无所不到，凡气血凝聚之处皆能至，能调畅气血，疏通经络；川芎味薄气雄，性最疏通，走而不守，且能补五劳、壮筋骨，肉桂温通血脉，鼓舞气血，祛除寒滞，二药协同蜈蚣发挥更大的走窜作用；更辅以仙茅益阴道，填精髓，助房事，为补阳温肾之要药；西洋参大补元气，养阴生津，与温热药配伍，可免除伤阴之弊。诸药合用，共奏补肾壮阳、调畅气血、益气养阴之功。

5. 僵蚕达络饮

［药物组成］白僵蚕 15g，防己 10g，苍术 10g，半夏 10g，陈皮 10g，茯苓 15g，瓜蒌 15g，薏苡仁 30g，黄芪 30g，露蜂房 10g，生蒲黄 10g，九香虫 10g，桂枝 15g，路路通 20g

［适用证候］痰湿阻络证。症见阴茎举而不坚，形体肥胖，胸闷心

悸，胃脘痞满，痰涎壅盛，舌胖大、有齿痕，苔白腻，脉象滑。

［临证方解］白僵蚕味辛咸、性平，无毒，善化痰散结、活血通络以治阳痿，为君药；防己、苍术、半夏、陈皮、茯苓、瓜蒌、薏苡仁助君药祛湿化痰，为臣药；黄芪健脾，露蜂房温补肾阳，九香虫温补脾肾，生蒲黄散瘀，为佐药；桂枝、路路通理气通阳化痰，引诸药直达病所为使药。诸药并用，共奏化痰、祛湿、通络以治阳痿之功。

6. 四逆散加减

［药物组成］醋柴胡 15g，枳壳 10g，当归 10g，白芍 12g，怀牛膝 15g，白僵蚕 15g，威灵仙 30g，炙黄芪 30g，蛇床子 30g，韭菜子 15g，蜈蚣 2 条

［适用证候］肝郁肾虚证。见平素工作压力大，阴茎勃起不坚，勃起时间短，甚至不能完成性交；腰冷痛，胸胁隐痛，嗳气叹息，舌质淡，苔薄白，脉象弦沉。

［临证方解］方中醋柴胡、枳壳疏肝解郁；当归、白芍柔肝养阴；怀牛膝强腰膝，健筋骨；白僵蚕味辛咸，性平，无毒，善化痰散结、活血通络以治阳痿；威灵仙疏通经络；炙黄芪补脾益气以治痿；蛇床子辛苦燥湿，专治阳痿；韭菜子补肝肾，暖腰膝，助阳起痿；蜈蚣辛温走窜之力最为迅速，内而脏腑，外而经络，无所不到，凡气血凝聚之处皆能至，能调畅气血，疏通经络。

7. 振雄展势汤

［药物组成］醋柴胡 10g，枳壳 10g，白芍 12g，蛇床子 10g，五味子 10g，菟丝子 15g，炙远志 10g，肉苁蓉 10g，蜂房 6g，九香虫 6g，公丁香 6g，蜈蚣 1 条

［适用证候］肝郁肾虚证。症见平素工作压力大，阴茎勃起不坚，勃起时间短，甚至不能完成性交；胸胁隐痛，嗳气叹息，眠差，舌质淡，苔薄白，脉象弦沉。

［临证方解］方中醋柴胡、枳壳疏肝解郁；白芍柔肝养阴；肉苁蓉、菟丝子、蛇床子均为壮阳之要药，大补肾阳；五味子收涩之中兼有补益之功，同时配以炙远志安定心神；蜈蚣、九香虫、公丁香辛温走窜，疏

149

通经络。诸药相配，共奏疏肝益肾、振雄展势之功能。

8. 暖肝煎加减

［药物组成］小茴香 10g，肉桂 10g，乌药 10g，沉香 10g，枸杞子 30g，当归 10g，茯苓 15g，山萸肉 25g，九香虫 10g，仙茅 20g，淫羊藿（仙灵脾）20g，巴戟天 20g

［适用证候］寒滞肝脉证。症见阴茎不能勃起，少腹牵引睾丸坠胀冷痛，受寒加重，得热则缓，舌质淡，苔白滑，脉象沉弦或迟。

［临证方解］方中小茴香、肉桂温经祛寒止痛；乌药、沉香温肾散寒行气；枸杞子、当归滋补肝肾；茯苓健脾补中扶正。加山萸肉、九香虫、仙茅、仙灵脾温肾壮阳，祛肝脉之寒邪。诸药合用，共奏温经散寒、兴阳振痿之功。

9. 启阳娱心丹

［药物组成］人参 30g，菟丝子 10g，当归 10g，白芍 30g，远志 10g，茯神 15g，石菖蒲 15g，生酸枣仁 15g，砂仁 15g，白术 15g，山药 30g，甘草 6g，柴胡 15g，橘红 10g

［适用证候］心胆气虚证。症见性欲低下，阳痿不举，心悸易惊，胆怯多疑，夜多噩梦，常有被惊吓史。舌质淡，苔薄白，脉象弦细。

［临证方解］方中人参、菟丝子、当归、白芍益肾补肝壮胆；远志、茯神、石菖蒲、生酸枣仁宁心安神治惊恐；砂仁、白术、山药、甘草健脾和胃益后天；柴胡、橘红理气，以行惊恐所致气郁。诸药配伍，共奏益气壮胆、宁神启阳之功。

10. 朱砂安神丸

［药物组成］朱砂 1.5g，黄连 18g，炙甘草 16.5g，生地黄 4.5g，当归 7.5g

［适用证候］心肾不交证之阳痿不举。症见心烦失眠，多梦易惊，或遗精，心悸健忘。舌质红，苔薄黄，脉象细数。

［临证方解］方中重用朱砂，质重性寒，能清心重镇以安神，黄连苦寒泻火，清心除烦。两药并使，泻火与重镇共用，使火清神宁，为君药。当归养血甘润，生地黄滋阴清热，使肾水上济于心，为臣药。使以甘草

调和诸药。全方清热滋阴，交通心肾，以疗阳痿诸疾。

11. 归脾汤

［药物组成］党参 30g，黄芪 30g，白术 15g，炙甘草 6g，当归 10g，茯神 15g，远志 10g，酸枣仁 30g，龙眼肉 10g，木香 15g，生姜 3 片，大枣 5 个

［适用证候］心脾两虚证。症见性欲低下，阳痿不举，心悸气短，失眠多梦，神疲乏力，面色无华，食少纳呆，腹胀便溏，舌质淡，苔薄白，脉象细弱。

［临证方解］方中以参、芪、术、草等甘温之品补脾益气生血，气旺则血生；当归、龙眼肉甘温补血养心；茯神、酸枣仁、远志宁心安神；木香理气醒脾，使大队健脾补气药做到补而不滞，滋而不腻；姜、枣调和脾胃，以资化源。全方共奏益气补血、健脾养心之功。

12. 济生肾气丸

［药物组成］熟地黄 160g，山茱萸 80g，牡丹皮 60g，山药 80g，茯苓 120g，泽泻 60g，肉桂 20g，制附子 20g，牛膝 40g，车前子 40g

［适用证候］命门火衰证。症见阳事不举，或举而不坚，神疲倦怠，畏寒肢冷，面色无华，头晕耳鸣，腰膝酸软，小便清长，舌质淡胖或有齿痕，苔薄白，脉象沉细。

［临证方解］方中以地黄滋补肾阴，少加肉桂、附子助命门之火以温阳化气，乃"阴中求阳"之意；山茱萸、山药补肝益脾，化生精血；牛膝滋阴益肾；泽泻、茯苓利水渗湿，并可防地黄之滋腻；丹皮清肝泄热，车前子清热利湿。全方补中寓泻，共奏温肾化气、利水消肿之功，而收温补肾阳、兴阳起痿之效，用于治疗阳痿之命门火衰证。

13. 寒谷春生丹

［药物组成］鹿茸 10g，淫羊藿 30g，巴戟天 15g，肉苁蓉 15g，韭菜子 15g，杜仲 10g，仙茅 15g，蛇床子 10g，炙附子 5g，肉桂 15g，熟地黄 15g，当归 15g，枸杞子 30g，山茱萸 15g，人参 6g，白术 10g

［适用证候］命门火衰证。症见阴茎不能勃起，面色黧黑，头晕耳鸣，精神萎靡，腰膝酸软，畏寒怕冷，完谷不化，浮肿腰以下甚，按之

151

不起，舌质淡胖，苔白，脉象沉细。

［临证方解］该方为治疗"虚寒年迈，阳痿精衰无子"而设。方用鹿茸、淫羊藿、巴戟天、肉苁蓉、韭菜子、杜仲、仙茅、蛇床子、附子、肉桂温补命门之火；熟地、当归、枸杞子、山茱萸滋阴益肾补肝，取"善补阳者，必于阴中求阳"之意；人参、白术健脾益气，以助生化之源。诸药配伍，温阳益肾、填精补血，共奏培补肾中元阳以治阳痿的功效。

14. 蜘蜂丸

［药物组成］花蜘蛛 30g（微焙），炙蜂房 60g，熟地黄 90g，紫河车60g，淫羊藿 60g，肉苁蓉 60g

［适用证候］命门火衰证。症见阴茎不能勃起，面色黧黑，头晕耳鸣，精神萎靡，腰膝酸软，畏寒怕冷，完谷不化；浮肿腰以下甚，按之不起；舌质淡胖，苔白，脉象沉细。

［临证方解］方中花蜘蛛、炙蜂房、紫河车乃血肉有情之品，滋阴补阳。熟地黄、淫羊藿、肉苁蓉，兼补肾之阴阳。诸药合用，共奏温养肾阴肾阳之功。

15. 左归丸

［药物组成］熟地黄 20g，枸杞子 30g，山萸肉 20g，龟鹿二胶各15g，菟丝子 15g，牛膝 15g，山药 20g

［适用证候］肾阴亏虚证。症见阴茎勃起不坚，腰膝酸软，眩晕耳鸣，失眠多梦，遗精，形体消瘦，潮热盗汗，五心烦热，咽干颧红，溲黄便干，舌红少津，脉象细数。

［临证方解］方中重用熟地黄，滋肾以填真阴；枸杞子益精明目；山萸肉涩精收涩；龟鹿二胶为血肉有情之品，鹿胶偏于补阳，龟胶偏于滋阴，二胶合力，沟通任督二脉，益精填髓，以阳中求阴；菟丝子配牛膝，强腰膝，健筋骨；山药益脾滋肾。诸药合用，共奏滋阴补肾以治疗阳痿之效。阴虚火旺较重者，宜上方加生地黄、牡丹皮、女贞子、旱莲草等药物，以滋阴降火。

（五）遗精与早泄

1. 红参五子汤

［药物组成］红参 10g，补骨脂 15g，五味子 10g，菟丝子 20g，覆盆子 15g，制附子 10g，金樱子 30g，桑螵蛸 15g，熟地黄 15g，山茱萸 10g，煅龙骨 30g（先煎），炙远志 15g

［适用证候］脾肾阳虚证。症见滑精频作，兼有面色苍白，精神萎靡，少寐怔忡，畏寒肢冷，腰膝酸软，小便余沥，舌质淡，苔白，脉象沉，尺弱。

［临证方解］该方以补肾精为主，兼调阴精与阳精、安神定志为宗旨。方中红参、桑螵蛸补益天癸阴精，收涩精气，为方中之主药；以补骨脂、覆盆子、五味子、菟丝子、金樱子补益天癸阴精，和养阳精，且能固涩肾气，为之辅药；远志安心调神，附子、龙骨温阳固滑，熟地黄、山茱萸补肾涩精，为佐使药。

2. 补阴泻阳汤

［药物组成］覆盆子 15g，莲子 15g，炙龟甲 10g，炒黄柏 15g，知母 15g，绞股蓝 5g，天冬 15g，生地黄 15g，丹参 20g，紫草 15g，龙胆草 5g，生甘草 15g

［适用证候］阴虚火旺证。症见阴茎易举，梦中遗精，兼有心烦易怒，手足心热，头晕耳鸣，口干咽燥，小便短黄，舌质红，苔薄黄，脉象细弦数。

［临证方解］方以龟甲、覆盆子安元神，益阴精，为方中之主药；莲子、黄柏、知母、绞股蓝、天冬、生地黄清心益肾，滋养天癸，为之辅药；少许丹参、紫草、龙胆草泻天癸之阳精，兼能清心安神，泻肝泄火，为之佐药；生甘草既可益阴精，又能清阳精，更善调和诸药，为之使药。如夜间少寐者，去紫草、龙胆草，加炒栀子、酸枣仁清肝安神。

3. 当归安神汤

［药物组成］黄芪 30g，党参 20g，当归 10g，炙远志 15g，酸枣仁 30g，莲子 15g，补骨脂 15g，桑螵蛸 15g，芡实 15g，金樱子 30g，炙鸡

153

内金 30g，煅龙骨 30g（先煎）

[适用证候] 心肾气虚证。症见梦遗时作，甚则滑精，心悸健忘，神疲乏力，面色无华，纳呆食少，舌质淡，苔薄白，脉象虚弱。

[临证方解] 方以黄芪、远志、桑螵蛸补元气，益阴精，安元神（其中黄芪既补阳气，又能益天癸之阴精），为方中之主药；用党参、莲子、补骨脂益肾气，补阴精，恢复心脾肾气虚，为之辅药；取当归、酸枣仁既能养血益心脾，又能畅通天癸道路，为之佐药；芡实、金樱子、鸡内金、龙骨既能益肾固精，宁心安神，又可补肾精，安元神，为佐使之药。如兼畏寒易惊，可去补骨脂、党参，加桂枝、炒白芍、煅牡蛎调和阴阳，安魂涩精。

4. 桂甘龙牡汤加味

[药物组成] 桂枝 10g，龙骨 30g（先煎），牡蛎 30g（先煎），炙黄芪 30g，鸡内金 30g，茯神 30g，蒺藜 30g，刺猬皮 10g，五味子 10g，甘草 6g

[适用证候] 心气不足，肝肾亏损证。症见早泄，伴心悸怔忡，气短懒言，精神不振，体倦腰膝，舌淡少苔，脉象细弱。

[临证方解] 方中桂甘龙牡汤加炙黄芪温养心气、潜镇安神；鸡内金、茯神、蒺藜、刺猬皮、五味子益肾固精。诸药合用，则心气得以温养，肾精得以固摄，自无早泄矣。

5. 龙胆泻肝汤

[药物组成] 龙胆草 10g，焦栀子 15g，木通 10g，车前子 15g，泽泻 15g，当归 10g，生地 15g，柴胡 15g，黄芩 12g，甘草 6g

[适用证候] 肝经湿热证。症见性欲亢进，交则早泄，伴头晕目眩，口苦咽干，心烦易怒，阴囊湿痒，小便黄赤，舌质红，苔黄腻，脉象弦滑或弦数。

[临证方解] 方中龙胆草、栀子、黄芩清肝胆实火，泻肝经湿热；泽泻、木通、车前子清利下焦湿热，使湿热从小便而出；当归、生地养血益阴以和肝，并防止苦燥伤阴；柴胡疏肝解郁；甘草调和诸药。众药相伍，有泻肝火、利湿热之功。

6. 四逆散加味

[药物组成] 柴胡 15g, 枳壳 10g, 白芍 40g, 桃仁 10g, 红花 10g, 白芷 30g, 橘核 20g, 炒皂刺 15g, 泽兰 20g, 菟丝子 20g, 灯心草 6g, 炙远志 15g, 杜仲 15g, 续断 15g, 茯神 30g, 韭菜子 15g

[适用证候] 肝郁肾虚证。症见早泄, 阳事易举, 伴焦虑紧张, 腰膝酸软, 舌质淡, 脉象弦。

[临证方解] 早泄与情志和精神关系密切, 故方中以柴胡、枳壳、白芍、橘核疏肝理气, 加入桃仁、红花、泽兰活血祛瘀; 菟丝子、杜仲、续断、韭菜子补肝肾、助阳固精; 炒皂刺、白芷解毒散结; 灯心草去心火, 炙远志、茯神安神固精。

7. 知柏地黄汤加味

[药物组成] 生地黄 15g, 山萸肉 12g, 山药 15g, 知母 15g, 黄柏 10g, 泽泻 15g, 丹皮 12g, 茯苓 15g, 金樱子 15g, 沙苑子 30g, 龙骨 30g, 牡蛎 30g

[适用证候] 阴虚火旺证。症见早泄, 阳事易举, 伴五心烦热, 潮热, 盗汗, 腰膝酸软, 舌红少苔, 脉象细数。

[临证方解] 方中生地黄、山萸肉、山药滋阴补肾; 知母、黄柏、泽泻、丹皮清降虚火, 茯苓渗利。加金樱子、沙苑子益肾固精; 加龙骨、牡蛎滋阴潜阳, 兼以涩精。诸药合用, 则阴精得充, 虚火得清, 早泄自愈。

8. 金匮肾气丸加减

[药物组成] 附子 10g, 桂枝 15g, 生地黄 15g, 山萸肉 12g, 山药 15g, 泽泻 15g, 丹皮 12g, 茯苓 15g, 金樱子 15g, 桑螵蛸 15g

[适用证候] 肾气不固证。症见性欲减退, 早泄, 伴遗精, 甚则阳痿, 腰膝酸软, 小便清长, 或不利。舌质淡, 苔白, 脉象沉细。

[临证方解] 方中生地黄、山萸肉、山药、泽泻、丹皮、茯苓乃六味地黄汤组成, 滋阴补肾; 桂附温肾助阳。诸药合用, 阴中生阳, 阳中育阴, 以双补肾之阴阳。加金樱子、桑螵蛸, 以益肾涩精。

（六）慢性睾丸附睾炎

1. 橘核丸加减

［药物组成］橘核 30g，海藻 30g，昆布 30g，海带 30g，川楝子（去肉、炒）30g，桃仁（麸炒）30g，厚朴（去皮，姜汁炒）15g，木通 15g，枳实（麸炒）15g，延胡索（炒，去皮）15g，桂心（不见火）15g，木香（不见火）15g

［适用证候］气滞痰凝证。症见附睾结节，子系粗肿，轻微触痛，或牵引少腹不适，多无全身症状。舌质淡，苔薄白或腻，脉象弦滑。

［临证方解］方中橘核、木香入厥阴气分而行气，桃仁、延胡索入厥阴血分而活血；川楝子、木通导小肠膀胱之热由小便下行，所以去湿；桂心能暖肾，补肾命之火，所以祛寒；厚朴、枳实能行结水而破宿血；昆布、海藻、海带，润下而软坚散结。配合成方，共奏行气活血、软坚散结之功。

2. 利湿解毒汤

［药物组成］茯苓 15g，泽泻 10g，川牛膝 20g，蒲公英 30g，红藤 20g，虎杖 12g，橘核 20g，石韦 15g，菟丝子 20g，灯心草 6g，柴胡 15g

［适用证候］湿热蕴结证。症见睾丸疼痛不适，饮酒后肿痛加剧，阴囊色红肿胀，触痛明显；伴有身热不扬，口干不欲饮，大便黏腻，小便黄，舌质红，苔黄腻，脉象弦数。

［临证方解］方中茯苓、泽泻清热利湿，渗湿消肿；石韦、灯心草利尿通淋，清心除烦；蒲公英、红藤、虎杖、柴胡清热解毒利湿；菟丝子补肾利尿；川牛膝活血化瘀，引药下行；橘核行气散结消肿。全方合用，共奏清利下焦湿热、软坚散结之功。

3. 五味消毒饮合枸橘汤加味

［药物组成］枸橘（枳实）30g，秦艽 10g，青皮 10g，炒川楝子 15g，茯苓 15g，防风 10g，赤芍 15g，泽泻 15g，丹参 30g，威灵仙 15g，连翘 30g，蒲公英 30g，金银花 10g，野菊花 15g，紫花地丁 10g，紫背天葵子 10g

156

［适用证候］湿热蕴结证。症见睾丸疼痛不适，饮酒后肿痛加剧，阴囊色红肿胀，触痛明显；伴有形寒发热，口干不欲饮，小便黄，舌质红，苔黄腻，脉象弦数。

［临证方解］方中枸橘、炒川楝子、秦艽疏解肝经之郁热；丹参、赤芍活血通络；金银花、野菊花、防风透解郁热；蒲公英、紫花地丁、紫背天葵子、泽泻、连翘清热解毒利湿。全方合用，共奏清热利湿解毒、理气活血止痛之功。

4. 三草二核汤

［药物组成］夏枯草 30g，败酱草 20g，龙胆草 15g，橘核 20g，荔枝核 20g，乌药 15g，小茴香 10g，木香 10g，赤芍 10g，延胡索 15g，桃仁 10g，枳壳 10g

［适用证候］湿热蕴结证。症见睾丸疼痛不适，饮酒后肿痛加剧，阴囊色红肿胀，触痛明显；伴有形寒发热，口干不欲饮，大便秘结，小便黄，舌质红，苔黄腻，脉象弦数。

［临证方解］方中用夏枯草、败酱草、龙胆草清热利湿，泻火解毒，为主药；橘核、荔枝核、乌药、小茴香、木香、枳壳疏肝理气，散结止痛；赤芍、延胡索、桃仁活血祛瘀以疏通经络。诸药配伍，能收清热利湿、泻火解毒、理气活血、散结止痛之效。

5. 天台乌药散加减

［药物组成］乌药 12g，木香 6g，小茴香 6g，槟榔 9g，高良姜 9g，川楝子 12g，桃仁 10g，红花 10g，甘草 9g

［适用证候］寒湿凝滞证。症见睾丸肿大，坠胀隐痛，伴阴囊冷痛，阴囊皮肤湿冷，遇寒加剧，得热则舒，触之微痛，舌质淡，苔白润滑，脉象沉弦细。

［临证方解］方中乌药、小茴香皆为辛温之品，温能散寒，辛可行气，具有良好的行气、散寒、止痛之功；高良姜可入中焦，散寒凝而止疼痛；木香能行肝脾之气滞而止痛；槟榔、川楝子可疏肝行气，散积化滞；桃仁、红花能活血化瘀散瘀结；甘草可缓急止痛。诸药合用使寒凝得散，疼痛得消。

（七）男科杂病

1. 八正散

［药物组成］瞿麦 12g，萹蓄 12g，木通 10g，车前子 10g，大黄 6g，栀子 12g，滑石 20g，甘草 6g

［适用证候］湿热蕴结证。症见射精疼痛，精液呈粉红色，会阴部疼痛，可伴有尿急、尿频、尿痛，尿黄赤，口干口苦，舌质红，苔黄腻，脉象滑数。

［临证方解］方中滑石、木通为君药，滑利窍道，清热利湿；瞿麦、萹蓄、车前子清热利水通淋，使湿热从小便而出；佐以栀子清泻三焦，通利水道；大黄荡涤邪热，使湿热从大便而去；甘草调和诸药，兼能清热。若精液中有血者加茜草 15g，三七粉 2g，活血止血；若热毒炽盛者，加龙胆草 10g，连翘 15g，黄芩 10g，黄柏 10g，以清热解毒；若热毒炽盛化脓者，加败酱草 30g，天花粉 15g，薏苡仁 30g，红藤 15g，以解毒排脓。

2. 血精解毒饮

［药物组成］地锦草 30g，鹿衔草 30g，石韦 40g，马鞭草 40g，土茯苓 20g

［适用证候］湿热蕴结证。症见射精疼痛，精液呈粉红色，会阴部疼痛，可伴有尿急、尿频、尿痛，尿黄赤，口干口苦，舌质红，苔黄腻，脉象滑数。

［临证方解］方中地锦草、鹿衔草、石韦、马鞭草均具有较强的解毒作用，特别是对泌尿生殖系统的炎症具有独特的功效；土茯苓健脾利湿兼以解毒；地锦草、石韦兼以止血；鹿衔草兼以益肾除湿止血。全方配伍精当，突出解毒治则。

3. 知柏地黄丸合二至丸

［药物组成］生地黄 15g，山茱萸 15g，山药 12g，茯苓 15g，丹皮 12g，泽泻 15g，知母 15g，黄柏 10g，旱莲草 15g，女贞子 15g

［适用证候］阴虚火旺证。症见射精疼痛，精液色红量少，会阴隐痛，可伴有腰膝酸软，头晕耳鸣，潮热盗汗，失眠，舌红少苔，脉象

细数。

　　［临证方解］方中生地黄、山茱萸、旱莲草、女贞子滋阴补肾，山药、茯苓、泽泻健脾渗湿，丹皮凉血，清泻虚热；黄柏、知母加强滋肾阴、清虚热之功。全方配伍，补而不滞腻，泻而不伤阴。若遗精盗汗者，加地骨皮 15g，五倍子 15g，涩精、止遗、敛汗；若口渴舌燥者，可加石斛 15g，玄参 15g，养阴生津；若午后低热者，可加白薇 15g，龟甲 15g，滋阴清热。

4. 归脾汤合二至丸加减

　　［药物组成］党参 15g，黄芪 20g，白术 15g，茯神 15g，远志 10g，木香 6g，炙甘草 10g，大枣 6g，酸枣仁 15g，龙眼肉 15g，女贞子 15g，旱莲草 15g

　　［适用证候］脾肾两虚证。症见精液色淡红，会阴隐痛，可伴有腰膝酸软，神疲乏力，性欲减退或阳痿，舌质淡，苔薄白，脉象沉细。

　　［临证方解］方中党参、黄芪、白术、大枣健脾益气；茯神、酸枣仁、远志宁心安神；龙眼肉、女贞子、旱莲草健脾益肾；木香理气醒脾，使全方补而不滞；甘草调和诸药。若血精迁延不愈者，可加仙鹤草 15g，地榆炭 15g，三七粉 3g，以加强化瘀止血之功。

5. 桃红四物汤

　　［药物组成］桃仁 10g，红花 10g，当归 10g，生地黄 15g，川芎 6g，赤芍 10g

　　［适用证候］瘀血阻络证。症见射精疼痛，精液暗红或伴血块，会阴刺痛，舌质紫暗或有瘀点，脉象涩。

　　［临证方解］方中桃仁、红花活血化瘀；生地黄、赤芍滋阴养血；当归补血活血；川芎活血行气。全方合用，能祛瘀生新，通络止痛。若伴有血块明显者，可加三七粉 3g，生蒲黄 10g，丹参 15g，祛瘀止血；若刺痛明显者，加白芍 15g，制延胡索 15g，川楝子 15g，以加强行气活血、缓急止痛之功。

6. 龙胆泻肝汤加味

　　［药物组成］龙胆草 10g，焦栀子 15g，木通 10g，车前子 15g，泽泻

15g，当归 10g，生地 15g，柴胡 15g，黄芩 12g，王不留行 10g，败酱草 15g

［适用证候］肝经湿热证。症见沿精索走向的疼痛，并向阴囊部、阴茎及会阴部放射。起病急，伴有发热恶寒，口苦咽干，急躁易怒，小便黄赤，舌质红，苔黄腻，脉象弦数或滑数。

［临证方解］方中龙胆草、栀子、黄芩、败酱草清肝胆实火，泻下焦湿热为主；木通、车前子、泽泻利湿清热；当归、生地、王不留行凉血养阴，化瘀止痛；柴胡疏通肝气。诸药合用，泻中有补，利中有滋，使热清湿去，瘀散经通，循经所发诸症自愈。

7. 血府逐瘀汤加味

［药物组成］桃仁 10g，赤芍 15g，红花 10g，枳壳 15g，当归 10g，生地 15g，柴胡 15g，桔梗 12g，牛膝 15g，川芎 12g，甘草 6g，小茴香 10g，川楝子 10g，台乌药 10g

［适用证候］气滞血瘀证。症见沿精索走向疼痛，并向阴囊、阴茎及会阴部放射。伴少腹走窜样胀痛，触之痛甚，痛点固定或呈刺痛，或可触及结节包块，固定不移，舌质暗或有瘀斑、瘀点，脉象弦或涩。

［临证方解］方中桃红四物汤活血化瘀而养血脉；四逆散行气而疏通肝经；牛膝通利血脉，引药下行，直达病所；桔梗、小茴香、川楝子、台乌药理少腹之气而加强理气止痛之效。全方互相协同，使血活气行，瘀化郁解，诸症自愈。

8. 橘核丸加味

［药物组成］橘核 20g，通草 10g，海藻 10g，海带 10g，桂心 6g，枳实 15g，昆布 10g，木香 10g，延胡索 10g，桃仁 10g，厚朴 12g，川楝子 12g，夏枯草 15g，玄参 15g，蒲公英 30g，小茴香 8g，丹参 30g

［适用证候］气滞痰阻证。症见沿精索走向疼痛，并向阴囊、阴茎及会阴部放射。伴少腹胀痛，触之痛甚，痛点固定或呈刺痛，或可触及结节包块，固定不移，舌质暗，脉象弦。

［临证方解］方中橘核、枳实、木香、桂心、延胡索、厚朴、川楝子、夏枯草、小茴香等辛散走肝、行气止痛；通草、蒲公英清热利湿；

玄参、海藻、海带、昆布软坚散结；丹参活血化瘀。全方互相协同，则气行、瘀消、结散。

9. 扶命生火丹

［药物组成］巴戟天 15g，制附子 10g，肉桂 10g，肉苁蓉 10g，炒杜仲 20g，熟地 15g，山茱萸 10g，五味子 10g，人参 10g，黄芪 30g，白术 10g

［适用证候］脾肾阳虚证。症见起病缓慢，阴茎、阴囊自觉寒冷，精神倦怠，腰膝无力，肢冷畏寒，五更泄泻，小便清长，阳痿，遗精。舌淡体胖嫩，脉象沉迟。

［临证方解］方中巴戟天、附子、肉桂、肉苁蓉、杜仲等温肾壮阳以补命门之火；熟地、山茱萸、五味子等滋补肾精以养阴血，以达阴阳相济，阳得阴助则生化无穷的目的；人参、黄芪、白术等益气健脾，补脾气以助肾阳。

10. 暖肝煎加减

［药物组成］肉桂 10g，川椒 10g，吴茱萸 10g，小茴香 10g，沉香 5g，乌药 30g，青皮 10g，柴胡 15g

［适用证候］寒滞肝脉证。症见起病急骤，阴茎及睾丸寒凉，疼痛，甚至内缩，面色㿠白，倦卧，伴少腹冷痛。舌淡苔白而滑润，脉沉弦或迟。

［临证方解］方中肉桂、川椒、吴茱萸、小茴香等暖肝、温经、散寒；沉香、乌药、青皮等行气止痛；柴胡疏达肝气，引诸药归经。如腰膝酸冷甚者，可加杜仲、续断补肾强腰；或配合外用蛇床子、川椒、黄连、滑石煎汤外洗或坐浴，能增强疗效。

11. 阳和汤

［药物组成］熟地 30g，麻黄 1.5g，鹿角胶 9g，白芥子 6g（炒，研），肉桂 3g，生甘草 3g，炮姜炭 1.5g

［适用证候］浊痰凝结证。症见初起硬结期。肾子处酸胀不适，附睾硬结，子系呈串珠状肿硬，无明显全身症状。苔薄白，脉象滑。

［临证方解］方中重用熟地，滋补阴血，填精益髓；配以血肉有情

161

之鹿角胶，补肾助阳，强壮筋骨，两者共为君药，养血助阳。寒凝湿滞，非温通而不足以化，故方用炮姜炭、肉桂温热之品为臣。佐以麻黄，辛温达卫，宣通经络，引阳气，开寒结；白芥子祛寒痰湿滞，可达皮里膜外，两味合用，既能使血气宣通，又可令熟地、鹿胶补而不滞。甘草生用为使，解毒而调诸药。全方补血药与温阳药合用，辛散与滋腻之品相伍，宣化寒凝而通经络，补养精血而扶阳气。

12. 滋阴除湿汤合透脓散加减

［药物组成］川芎 3g，当归 3g，白芍 3g，熟地 3g，柴胡 2.4g，黄芩 2.4g，陈皮 2.4g，知母 2.4g，贝母 2.4g，泽泻 1.5g，地骨皮 1.5g，甘草 1.5g，黄芪 12g，穿山甲 3g（代，炒末），皂角刺 4.5g

［适用证候］阴虚内热证。多见于中期成脓期。病程日久，肾子硬结逐渐增大，并与阴囊皮肤粘连，阴囊红肿疼痛，触之可有应指感，伴低热，盗汗，倦怠。舌红少苔，脉象细数。

［临证方解］生黄芪益气托毒，鼓动血行，为疮家圣药，生用能益气托毒，炙用则能补元气而无托毒之力，且有助火益毒之弊，故本方黄芪必须生用、重用。当归和血补血，除积血内塞；川芎活血补血，养新血而破积宿血，畅血中之元气。二者常合用活血和营。穿山甲（代）气腥而窜，无微不至，贯彻经络而搜风，并能治癥瘕积聚与周身麻痹。皂角刺搜风化痰、引药上行，与穿山甲（代）助黄芪消散穿透，直达病所，软坚溃脓，以达消散脉络之积、祛除陈腐之气之功。

13. 十全大补汤

［药物组成］人参 6g，肉桂 3g，川芎 6g，熟地黄 12g，茯苓 9g，白术 9g，炙甘草 3g，黄芪 12g，当归 9g，白芍 9g

［适用证候］气血两亏证。症见后期溃脓期。脓肿破溃，脓液稀薄，夹有败絮样物质，疮口凹陷，形成瘘管，反复发作，经久不愈，虚热不退，面色无华，腰膝酸软。舌质淡，苔薄白，脉象沉细无力。

［临证方解］方中以人参、熟地黄益气养血；黄芪健脾益气，升阳举陷；白术、茯苓健脾燥湿，助人参益气补脾；当归、白芍养血和营，助熟地黄滋养心肝；肉桂补火助阳，引火归原。川芎为佐药，活血行气，

使熟地黄、当归、白芍补而不滞。炙甘草为使药，益气和中，调和诸药。全方气血双补，以资生化之源。如精子成活率低、活动力差者，加淫羊藿、巴戟天、菟丝子，用生黄芪；死精、畸形精子多者，加土茯苓、重楼（蚤休）；精液中有脓细胞者，加蒲公英、红藤、黄柏；精液不液化而呈团块状者，加泽泻、丹皮、麦冬、生地等。

14. 阳和汤合化坚二陈丸加减

［药物组成］熟地黄30g，麻黄1.5g，鹿角胶9g，白芥子6g（炒，研），肉桂3g，生甘草3g，炮姜炭1.5g，陈皮10g，制半夏10g，茯苓12g，僵蚕15g，川黄连9g，生甘草9g

［适用证候］痰浊凝结证。症见阴茎背侧可触及条索状结块，皮色不变、温度正常，无明显压痛，阴茎勃起时可发生弯曲或疼痛。舌质淡、边有齿印，苔薄白，脉象滑。

［临证方解］方中重用熟地黄，滋补阴血，填精益髓；配以血肉有情之鹿角胶，补肾助阳，强壮筋骨；姜炭、肉桂温阳散寒；麻黄辛温达卫，宣通经络；白芥子、陈皮、制半夏、茯苓燥湿化痰；僵蚕化痰散结，祛风止痛；川黄连清热解毒，以监诸药之燥；甘草生用为使，解毒而调诸药。

附篇 简明中医男科发展史

　　中医男科理论从萌芽到逐渐形成体系，经过了一个漫长的过程，追溯中医古籍对男科学的记载，可以清楚罗列出古代各个时期对男科学相关知识的论述，从男性的生殖生理，到男性疾病的病名，再到治疗的药物、穴位，逐渐发展形成较为系统的理法方药或男科专著，均有详细的记载。我们从对历史的回顾中，不仅可以清晰看到其发展轨迹，还可了解到许多宝贵的学术思想和成就，为今天中医男科学的发展提供借鉴。下面让我们从历史的长河中，逐步捋清中医男科学发展的脉络。

一、商周时期

　　商周时期对男性疾病尚未有明确的分类和认识，但已有一些相关描述。从殷墟出土的甲骨文及商周的相关文献中可以看出，当时古人已经认识到男女生殖器的结构和功能不同，并提出了针对男科病的用药。公元前 11 世纪的《山海经》已经对男科疾病有相关的记载，文中记录有：食之"宜子"、食之"无子"的药物。如"蓇蓉（一种只开花不结果的植物），食之使人无子""鹠（一种鸟的名称），食之宜子"等等。

二、春秋战国时期

　　春秋战国时期是中医男科学的萌芽时期，在这一时期逐渐总结形成了一些医学专著，对中医基础理论的探索更进一步。现存最早的医书，长沙马王堆西汉古墓出土的《五十二病方》记载了 52 类疾病，药物达

247 种，书中所论内容除内、外、妇、儿、五官等科属疾病外，也记载了一些男科疾病的病名及治法，如以阴囊肿大为主的癞疝或疝气，用马屎治疗。《阴阳十一脉灸经》和《阴阳脉死候》中分别记载了癞疝、偏疝、癃闭、淋症、阳强、阴肿等男科疾病。尽管记述内容及使用方药较为简单，但可见当时人们对男性泌尿系统的疾病已经有了一定的认识，实可视为中医男科学的萌芽。

成书于秦汉时期的《黄帝内经》总结了秦汉以前丰富的医学知识，对男性泌尿生殖系统的生理、病理论述较为详细，为中医男科奠定了坚实的理论基础。如《素问·上古天真论》记载的"男子盛衰论"以八八分期，对男性的生长、发育、生殖和衰老等生命现象的生理变化过程进行详细论述，即"丈夫八岁，肾气实，发长齿更；二八肾气盛，天癸至，精气溢泻，阴阳和，故能有子；三八肾气平均，筋骨劲强，故真牙生而长极；四八筋骨隆盛，肌肉满壮；五八肾气衰，发堕齿槁；六八阳气衰竭于上，面焦，发鬓颁白；七八肝气衰，筋不能动，天癸竭，精少，肾脏衰，形体皆极；八八则齿发去。肾者主水，受五脏六腑之精而藏之，故五脏盛，乃能泄；今五脏皆衰，筋骨解堕，天癸尽矣。故发鬓白，身体重，行步不正而无子耳"。

《黄帝内经素问》还对男性的解剖、生理、病因病机及病症方面有很多的阐述。如《素问·厥论》说："前阴者，宗筋之所聚，太阴阳明之所合也。"《素问·痿论》说："阳明者，五脏六腑之海，主润宗筋。"《素问·刺节真邪论》记载，阴茎为"身中之机，阴精之候，津液之道也"，都从解剖生理方面对男性特有的生殖器官特点进行了概括。病因方面，《黄帝内经》强调房事不节、精子异常以及寒热湿邪与男科疾病的发生有密切关系，如《灵枢·本神》中记载："恐惧而不解则伤精，精伤则骨酸痿厥，精时自下。"《素问·上古天真论》提及："今时之人不然也，以酒为浆，以妄为常，醉以入房，以欲竭其精，以耗散其真，不知持满，不时御神，务快其心，逆于生乐，起居无节，故半百而衰也。"书中所涉及的男科病症主要有遗精、早泄、阳痿、阳强、缩阳、不射精、房室茎痛、睾丸疼痛、不育、癃闭、下疳、抽气、白评、房劳伤等近 20 种。

165

而《灵枢》中更有对男性特有的经脉循行、疾病及针刺治法的具体记载。如《灵枢·经脉》记载:"肝足厥阴之脉……循股阴入毛中,过阴器,抵少腹……是动则病腰痛,不可以俯仰,丈夫癀疝……是肝所生病者……狐疝遗溺闭癃。"《灵枢·经筋》记载:"足少阴之筋……并太阴之筋而上,循阴股,结于阴器。"又"足厥阴之筋……结于阴器,络诸筋……阴器不用,伤于内则不起,伤于寒则阴缩入,伤于热则纵挺不收。"又"足阳明之筋,聚阴器……癀疝……热则筋纵……"又"足太阳之筋……聚于阴器,上腹……阴器纽痛……"

男科疾病的针灸治疗方法记录,如《灵枢·癫狂》中记载:"内闭不得溲,刺足少阴、太阳与骶上以长针。"《灵枢·经脉》中记载:"足厥阴之别,名曰蠡沟……睾肿卒疝,实则挺长,虚则暴痒,取之所别也。"不仅如此,《黄帝内经》还记载了疝病、囊缩、囊纵、阴痿、阴缩、失精、睾丸卒肿、阴茎挺长暴痒、阴痛、天宦等男科疾病,并阐述了这些疾病的机制或治法。可见,《内经》有关男科生理、病理、疾病等知识,是后世中医男科学发展和形成的主要理论基础,有些理论至今仍有效地指导着中医男科临床,如《灵枢·经筋》阐述的"足厥阴之筋,其病阴器不用""伤于内则不起"之阳痿病理观,为后世医家提出"阳痿从肝论治"的治疗思路提供了理论依据。

三、秦汉时期

秦汉时期,中医重要的医学专著相继问世,从不同侧面论述了男性疾病,为中医男科学的发展奠定了基础。秦末汉初的名医淳于意,为医案体例的创始人,在其25例"诊籍"中有"涌疝"一案,为记录男科疾病的第一个医案。

西汉时期"房中术"盛行,甚至有专门钻研此术之人,称之为"房中家",《汉书·艺文志·方技略》也将"房中"与"医经""医方""神仙"并列于"方技"四门之一,此史书记载有房中八家,著有《容成阴道》二十六卷、《黄帝三五养阳方》二十卷、《三家内房有子方》十七卷等书，惜今多失传，说明在汉代已形成了较为系统的性医学。

汉代，外科鼻祖华佗所著的《中藏经》中论述了卵缩的病理机制及表现、生死和疝病脉证等。他的另一部著作《华佗神医秘传》中对男科疾病的论述更为具体，从病因病理、临床表现和论治方法等方面论述了㿗疝、心虚遗精、无梦自遗、阴虚遗精、虚劳失精、虚劳尿精、脱精、强中、阴痿、阳缩、阴肿、阴囊湿痒、囊痛、子痈、男子乳房肿如妇人等10余种男科疾病。值得一提的是，书中还论述了囊痛与疝气的鉴别诊断，开辟了男科疾病鉴别诊断之先河。

东汉建安时期张仲景所著《伤寒杂病论》奠定了中医学辨证论治的基础，书中对男子失精、精冷无子、遗精、淋症、阴狐、疝气等多种男科病症均有论述，这些内容不仅有病名、症状，而且论述了病因病机和治法方药。尤其是治疗遗精和滑精的桂枝加龙骨牡蛎汤，以及治疗肾气不足、精亏、精冷无子的金匮肾气汤，均体现了理法方药的整体辨证观。更为难得的是，张仲景认识到了男病多虚的特点，并对此进行了细致的阐述，为后世男科"以虚立论"奠定了基础。

中国现存最早的中药学专著《神农本草经》（又称《本经》）亦是东汉时期众多医学家搜集、总结、整理、集结成书，是对中药的第一次系统总结。《本经》中蕴含着丰富而深刻的中药学理论，由此奠定了中药药物学的理论构架。书中还记载了有关药物对男科疾病的功效，如"桑螵蛸，主疝瘕，阴痿，益精生子"，蛇床子"治男子阴痿"，车前子"主气癃，止痛，利水道小便"，杜仲"治腰脊痛，益精气，除阴下痒湿，小便余沥"等。这些药物在现今临床中仍被广泛应用，当时药物记录的准确性、有效性可见一斑。

武威汉代医简中则首次记载了男科"七伤"的具体证候，即"一曰阴寒，二曰阴痿，三曰阴衰，四曰囊下湿痒、黄汗出、辛恚（痛），五曰小便有余，六曰茎中痛如林（淋）状，七曰精自出，空居独怒，临事不举，起死玉门中，意常欲得妇人"。其所论"七伤"皆认为是由虚劳引起，所述症状较《内经》有关虚劳的描述要确切具体，补足了张仲景著作中阙如的"七伤"内容。

附篇　简明中医男科发展史

从上述内容可以看出，商周至秦汉时期对男性生殖系统的生理、病理、疾病、治疗及男性生、长、壮、老、已的生理变化过程均有了一定的认识，属于中医男科学的萌芽时期。

四、魏晋南北朝时期

魏晋南北朝时期是中医男科学的发展初期，临床医学成就很大，著述颇多，但多已散佚，流传至今较为完善的内容仅有葛洪的《肘后备急方》所记载的部分。该书对男科疾病的治疗，专拟一篇加以记述，曰《治卒阴肿痛癫卵方》，其中收载了治疗男子阴卒肿痛、阴疝、阴茎中卒痛、阴疮损烂、阴蚀欲尽、阴痒汗出、囊下湿痒皮剥、阴头生疮、阴痛等10余种疾病的单验方及灸法，说明男科方剂有了一定的发展。疝病是男科常见疾病之一，对南北朝古尸一侧阴囊肿大的研究表明，我国男性患疝病的历史已有实体病例解剖为依据，迄今已有1500多年。

成书于晋代的针灸学专著《针灸甲乙经》则总结了晋以前的针灸医学资料并加以验证，其中病因学方面的内容如《足厥阴脉动喜怒不时发癫疝遗溺癃第十一》中详尽描述了类似"睾丸鞘膜积液"症，指出其成因是"饮食不节，喜怒不时，津液内流，而下溢于睾，水道不通"，其临床特点是"日大不休，俯仰不便，趋翔不能，荥然有水，不上不下"，治疗方法是"锃石所取，形不可匿，裳不可蔽，名曰去衣（放水疗法）"。

书中涉及针灸治疗的其他男科病症还有癃闭、白浊、溺赤黄、茎中痛、窍中热、阴痿、卒阴跳、阴上人腹中、阴下纵、阴挺长、两丸骞痛、阴暴痛暴痒等。可以说在男科针灸的治疗上，《针灸甲乙经》总结前人经验，加之己验，在理、法、方、穴、术等方面都有了较大的发展。

五、隋唐宋辽时期

隋唐宋辽时期男科理论及临床方面均有新的发展，主要反映在治疗方剂增多，对病因病机的认识进一步加深，病症范围进一步扩大，性医学研究更加深入。

隋代巢元方所著《诸病源候论》是一部包罗临床各科疾病的中医病因病理学专著。其中对男科疾病的论述独树一帜，专主虚论，认为男科疾病大多由肾虚引起。所论男科疾病有无子、少精、精血、时气阴茎肿、遗精、阳痿、阳强、男性不育等16种；所论"七伤"证候，皆认为系肾脏亏损所致，其具体内容与《武威汉代医简》有所不同，论曰："七伤者，一曰阴寒，二曰阴痿，三曰里急，四曰精连连，五曰精少、阴下湿，六曰精清，七曰小便苦数、临事不举。"巢氏对中医男科的贡献在于发展了中医男科病因病理学说思想。

唐代孙思邈的《备急千金要方》与王焘的《外台秘要》是两部综合性医书，载有疝气、核肿、核痛、阴卵大、阴痿、阴缩、失精、少精、尿精、遗精、阴冷、阴痛等30多种男科疾病，反映了唐代对男科病的认识有了进一步的扩大和深入。《外台秘要》载治虚劳失精方5首，虚劳梦泄方10首。这时期对病症更加重视综合疗法，如《外台秘要》所载治疗疝气的方法就有针灸、内服药、外用药等多种方法。

《备急千金要方》丰富了男科疾病方面的论述，补充了《诸病源候论》治法方药的不足，并在原有基础上有所发展。该书《精极》篇中论精极之病，载方19首、灸法12种。在卷十一中论述了厥阴经脉与男性生殖器的关系，以及肝的功能失常与男科疾病的关系。卷十九论述了肾与外肾的关系，并指出男病有"五劳七伤""五劳六绝""八风十二痹"等，其中对六绝、八风十二痹没有具体的证候描述。书中所记载的具有补肾温阳益精的七子散治疗男性不育症，至今仍有医家沿用，对阳虚不足的不育症，确有较好疗效。尤其值得一提的还有该书记载了世界上最早的导尿术，应用葱管将患有癃闭病患者的尿液导出。丹波康赖《医心方》从《备急千金要方》《玉房秘诀》《玉房指要》等晋唐隋期间的多部医方中辑录了12首治疗阳痿的方剂，在这些方剂中，补肾仍然是主要的用药方向。

男性不育症的一大原因是生殖生理缺陷。唐代王冰便提出了"五不男"之说，即天、犍、满、怯、变。天即阳痿不用，又称为"天"，也就是阴茎短小、畸形等；犍指男子阴茎被阉割；满指经常遗泄，精子缺少或不健全；怯为临事举而不强；变指体兼男女之男性两性畸形。

大约成书于晋隋唐时期的敦煌医方《黑帝要略方》和《不知名医方第十七种》叙述了男子房损、阳痿、阴疮、卵肿、阴小等的治疗方法，内服药有汤剂、丸剂、粉剂，而以酒剂为多，外用药包括洗剂、涂剂、敷剂和坐药。此外，尚有灸法、食疗等。

值得一提的是，唐代医家对性医学的研究也十分丰富，相关的著作较多，具有代表性的有《素女经》《素女方》《洞玄子》《玉房秘诀》《玉房指要》《玄女经》等。而《千金要方》《褚氏遗书》及其他有关书籍中也有许多关于性医学的内容。大多数医家认为欲不可绝，性行为是一种重要的生活内容。这一时期，有关性的研究已涉及性心理、性生理、性交方式等方面。《洞玄子》强调男女交接，先要用语言与触摸来激发起强烈的性欲。《素女经》总结了九种性交姿势与方法，用来除疾健身。《素女方》还记载了七首治疗房劳造成的伤损病证之方。从这些医学著作中也能很好地反映出唐代生活相对富足和安定。

宋代印刷术的盛行使医学知识得到了广泛的流传，《太平圣惠方》和《圣济总录》是宋代官修两大著名医书。《太平圣惠方》开卷首论"丈夫盛衰法"和"女子盛衰法"，明确地指出男女生长衰老过程各不相同。书中收载男科病方剂 30 余首，其中治遗滑精方 13 首，阳痿方 10 首，少精不育方 7 首，阴疮方 4 首。同时，所载方剂不仅详细记述药物组成及应用方法，还将病因病机与主症、兼症简要列出。《圣济总录》收载治疗男科病白淫方 14 首，阴疝方 9 首。

宋代施桂堂的《察病指南》是现存较早的中医诊断学专著。其从脉象上阐述了男女生理之不同，发展了中医男科脉学理论，认为"男子阳脉常盛，阴脉常弱""男得女脉为不足，病在内"。这是最早的关于男科脉学理论的记述。

宋代严用和的《济生方》提出了男科重要理论"肾精贵乎专涩"的论点，在"诸疝门"中论述了诸疝（厥疝、癥疝、寒疝、气疝、盘疝、胕疝、狼疝）及阴癔（肠癔、气癔、卵胀、水癔）的分类和证治。对阴癔的病因，认为是因不爱卫生，或房事过度，或七情所伤，或冷湿所浸引起，难得的是还认识到若小儿有生以来便有此病者，是宿疾，因先天禀赋不足引起。该书还记载了治疝名方橘核丸。

从以上简要介绍中可以看出，隋唐宋辽时期，男科理论逐步深化，男科病症诊疗范围逐渐扩大，治疗方法与方药随之增多，学科研究得以向纵深发展，并出现了大量的有关性医学的著作。

六、金元时期

金元时期是中医男科学的雏形形成的时期。以刘完素、李东垣、张子和及朱丹溪金元四大家为主的学术争鸣，对中医学的发展起到了促进作用，同时对男科论治也起到了指导作用，对疝症、遗精、精浊、下疳等做了详细的论述。

刘完素以"寒凉"为代表，认为阴疝乃肾虚水涸所致，治当泻邪补脉。同时还指出白淫乃七情不畅所致。在其所著《素问玄机原病式》中提出寒主"癫疝"，又认为失精系劳弱、思欲房劳太过而致，创制了健脾育阴坚肾之秘真丸。其所创的防风通圣散在明清还多用于梅毒等病的治疗。

张子和是"攻下"派的代表，除论述了茎中痛、下疳以及寒、水、筋、血、气、狐、癫七疝的病形、治法外，还提出了"疝本肝经，宜通勿塞"的论点。认为"诸疝皆归肝经""凡疝者，非肝木受邪，则肝木自甚"，力批《内经》《铜人》论七疝之说及那种不辨病情一概大温大补的治法，指出男子之疝"不可妄归肾冷""不可便言虚而补之。治疝宜以攻下和上涌"。所著《儒门事亲》把疝证的范围扩大，提出"遗溺、癃闭、阴痿脬痹、精滑白淫，皆男子之病"，把"疝"病作为男子生殖系统疾病的统称。他的"气血以流通为贵"的思想，贯彻在治疗阳痿、阳强、不育症及睾丸疼痛等疾病的实践中。这些理论于男科临床至今仍有现实意义。

朱丹溪是"滋阴派"代表医家，所著《格致余论》中对性心理、生理的认识颇具卓见。他指出"心，君火也，为物所感则易于动。心动则相火翕然随之，虽不交会，精亦暗流而渗漏矣"。并在《丹溪心法》中提出"梦遗，专主于热"。这些论点，为后世以清心坚肾为主治疗梦遗、滑精、早泄提供了借鉴。他认为阴精难成易亏，提倡晚婚，主张节欲以保精；所创大补阴丸、知柏地黄丸等名方，至今在男科阳痿、阳强、不育、更年期综合征治疗中仍久用不衰。丹溪还认为历代名医论疝皆为寒的说法不全面，指出疝乃"湿热之邪不得疏散"引起，并认为治疗方法"非痛断房事与厚味不可"。同时还认识到男科疾病与七情不畅有密切关系，七情不畅可引起阴痿、少精、阴缩等疾病。

李东垣则是"补土派"代表医家，创立"脾胃论"，认为饮食不节，过嗜肥甘，可致湿热蕴结。并提出脾胃内伤，脾气不升，致湿热下流。他的观点为许多因湿热所致的男科病的病机分析提供了理论指导。其创立的治疗肝经湿热的龙胆泻肝汤，在男科前列腺炎、睾丸炎、阳强等男科病治疗中具有良好的效果。此外，李东垣对男科理论最大的贡献是认识到了阴囊随气候的变化而伸缩的规律，"以平康不病之人论之，夏暑大热，囊卵累垂；冬天大寒，急缩收上"，并进一步阐述了这种规律的道理，"冬天阳气在内，阴气在外，人亦应之，故寒在外则皮急，皮急则囊缩。夏月阴气在内，阳气在外，人亦应之，故热在外则皮缓，皮缓则囊垂"，这种认识从现代生理学角度来看也是正确的。

同时代窦汉卿的《疮疡经验全书》对囊痈、阴囊毒、阴蚀疮等男性外科病做了详细论述，并最早记载了阴囊痈切开排脓的手术治疗方法。

元代萨理弥实（谦斋）的《瑞竹堂经验方》中对疝进行了论述，一反以往"疝主肝经"之说，提出疝是邪风在肾，与血聚而逐渐成形所致，即"疝在肾经"的观点，指出其治无补法而当疏利。对男科疾病的贡献是记载了男子更年期综合征，反对峻补肾阳，认为峻补下田的方法是"健伪失真"，会引起疾病恶化。另外还收载了治疗男子五劳七伤的精锁正元丹。

七、明清时期

明清时期，中医男科理论又向前迈进了一步，雏形基本形成。主要表现在：男科病名的概念日趋明确，鉴别诊断水平提高，男科病的辨证施治渐臻完善，有关男性疾病专著的出现使男科成为一门相对独立的学科，而且出现了对阳痿及男性不育两类男科疾病论述的专门著作。如明代的《梅疮秘录》是我国第一部梅毒学专著，为人们认识梅毒的传播、传染途径，在人体内的复杂性、广泛性、多样性、遗传性、临床表现及隔离在预防学中的意义、治疗不彻底的危害性等方面做出了很大的贡献。淋病，在明清书中已有记载，如《嵩崖尊生全书》就有关于淋病的载述，如谓"茎痛尿精，窍端有聚"。《嵩崖尊生全书》记载的"鱼口便毒"，就包含了现代的性病淋巴肉芽肿的内容。

明代俞桥所著《广嗣要语》认为男精女血是孕育胚胎的两种基本物质，男子精血的充盛是孕育胚胎的基本条件。岳甫嘉编著了中医学史上第一部中医男科专著《男科证治全编》，可惜该书失传，从而使男科内容聚而复散。所幸其著另一男科专病著作《医学正印种子编·男科》得以流传至今。该书为论治男性不育的专篇，载方52首，认为肾的功能失常是该病的直接原因，七情、六淫等病因也可导致肾的功能失常而引起不育，论治主张审因求本。

张景岳《景岳全书》对男科临证理论有许多独创见解，书中对疝气、癃闭、淋证、血精、遗精、阳痿、不育症等多种男科疾病有较详细的记载，主张辨证论治，在其"阳中求阴，阴中求阳"的理论原则指导下，创制的左归丸、右归丸、赞育丹对男性功能障碍及男性不育症的治疗有较科学的理论意义和临床实用价值。同时，他力批前人论疝之说，指出张子和、朱丹溪等人的"疝本属厥阴之一经"的论点不可信也不可法，认为"疝气所属，本非一经"。

此外，明代薛己的《薛氏医案》记录了第一个男性阴茎痰核的医案。汪机《外科理例》对男科前阴疾病如下疳、囊痛、阴疝、水疝、阴挺、阴囊湿痒、阴茎痰核等，或论因论治，或仅论治，或载医案，尤对囊痛论述甚详。王肯堂《证治准绳》论疝与历代理论不同，认为"任脉是疝病之本源，各经是疝病之支流"。张三锡《医学准绳六要》论述了阴汗、阴臭、阴痒、阴茎痛等男性前阴诸病。陈实功《外科正宗》对男科前阴

附篇　简明中医男科发展史

病论述更详，从病因病机、临床表现、诊法、治法、治验、治方等诸方面进行阐述，并记载了第一例男性因患乳癌而死亡的病历经过。

万全《广嗣纪要》对男性不育提出了夭、犍、漏、变、妒"五不易"的发病原因，即"一曰夭，原身细小，曾不举发；二曰犍，外肾只有一子，或全无者；三曰漏，未至十六，其精自行，或中年多有白浊；四曰变，二窍具有，俗谓二仪子也；五曰妒，妒者，忌也。男子有五病，不能配合太阴，乏其后嗣也"，充分认识到原发性阳痿、睾丸先天发育不良、隐睾、性病、前列腺炎、生殖器畸形（两性人）等，均可导致男性不育。并提出对男性不育的治疗以益精固精法为主。

清代林之翰的《四诊抉微》发展了男科脉学理论，认为"男子尺脉恒弱""男得女脉为不足，病在内。左得之，病在左；右得之，病在右""男得女脉者，谓尺盛而寸弱"。陈梦雷等辑《古今图书集成·医部全录》使男科资料得到了一次很好的收集，所论男科疾病有近 30 种。吴谦等编撰的《医宗金鉴》，记述了疝病的气血寒热虚实辨证要点，认为疝病"在左边阴丸属血分""在右边阴丸属气分""凡寒则收引而痛甚，热则纵而痛微。凡湿则肿而重坠，而虚也重坠，但轻轻然而不重也"。同时对阴肿、疳疮等男科疾病也做了较详的论述。

温病大家叶天士论失精之病颇有见地，分为梦泄、精浊、精滑、遗精，指出其治非草木血肉有情之品能愈，而是"全赖自知利害，保真为第一要"。论阴痿，认为是"心悸内怯"和"情志怫郁"致"心肾不交"所为。高秉钧《疡科临证心得集》首次详细论述了阴茎癌的病因病理、演变过程，并将其列为疡科四大绝证之一。马培之《外科全生集》对子痈与囊痈进行了区别。徐大椿《洄溪医案》有长灵根方，其谓治下疳烂尽复长如初。邹岳《外科真诠》提到制造假模型，做男性生殖器矫形术。

这一时期值得一提的还有《傅青主男科》《血证论》和《阳痿论》三部书。《傅青主男科》认识到男科疾病有其特点，须分科研究，该书便是为有别于妇科而著。此书虽题为"男科书"，但并非男科专著，不过其对男科病的论述颇有见地。如对失精证的论述分精滑梦遗、夜梦遗精、遗精健忘等，其理皆为心肾不交，其治不论何因，均从心肾着手，可谓抓住治失精之机要。另外，还对阳强、阴痿、疝气、肾子痈、偏坠等疾病进行了论述。《血证论》中《男女异同论》篇提出了"男子主气"的论点，用逻辑推理方法论述了男女生理上的差异。清末韩善徵著《阳痿论》（未刻本），是我国现存最早的阳痿病论治专著，本书论治阳痿的独特之处，在于提示阳痿的发病规律——"因于阳虚者少，因于阴虚者多"，指出了对阳痿滥用温热药治疗的危害，改变了前人将阳痿与阳虚等同认识的偏见。

总之，明清时期对男科病名、相关概念、鉴别诊断、治疗方药等认识都远远超出之前的任何时期，并相继出现了以"男科"命名的书籍。如《男科证治全编》《傅青主男科》等。